Fabrice Gaudot

Reprise cotyloïdienne des prothèses totales de hanche

Fabrice Gaudot

Reprise cotyloïdienne des prothèses totales de hanche

Stratégie de reprise - Technique et résultats des reconstructions par greffe morcelée et impactée

Éditions universitaires européennes

Mentions légales / Imprint (applicable pour l'Allemagne seulement / only for Germany)
Information bibliographique publiée par la Deutsche Nationalbibliothek: La Deutsche Nationalbibliothek inscrit cette publication à la Deutsche Nationalbibliografie; des données bibliographiques détaillées sont disponibles sur internet à l'adresse http://dnb.d-nb.de.
Toutes marques et noms de produits mentionnés dans ce livre demeurent sous la protection des marques, des marques déposées et des brevets, et sont des marques ou des marques déposées de leurs détenteurs respectifs. L'utilisation des marques, noms de produits, noms communs, noms commerciaux, descriptions de produits, etc, même sans qu'ils soient mentionnés de façon particulière dans ce livre ne signifie en aucune façon que ces noms peuvent être utilisés sans restriction à l'égard de la législation pour la protection des marques et des marques déposées et pourraient donc être utilisés par quiconque.

Photo de la couverture: www.ingimage.com

Editeur: Éditions universitaires européennes est une marque déposée de
Südwestdeutscher Verlag für Hochschulschriften GmbH & Co. KG
Heinrich-Böcking-Str. 6-8, 66121 Sarrebruck, Allemagne
Téléphone +49 681 37 20 271-1, Fax +49 681 37 20 271-0
Email: info@editions-ue.com

Agréé par: Versailles, Université de Versailles Saint-Quentin en Yvelines, 2007

Produit en Allemagne:
Schaltungsdienst Lange o.H.G., Berlin
Books on Demand GmbH, Norderstedt
Reha GmbH, Saarbrücken
Amazon Distribution GmbH, Leipzig
ISBN: 978-3-8381-8294-0

Imprint (only for USA, GB)
Bibliographic information published by the Deutsche Nationalbibliothek: The Deutsche Nationalbibliothek lists this publication in the Deutsche Nationalbibliografie; detailed bibliographic data are available in the Internet at http://dnb.d-nb.de.
Any brand names and product names mentioned in this book are subject to trademark, brand or patent protection and are trademarks or registered trademarks of their respective holders. The use of brand names, product names, common names, trade names, product descriptions etc. even without a particular marking in this works is in no way to be construed to mean that such names may be regarded as unrestricted in respect of trademark and brand protection legislation and could thus be used by anyone.

Cover image: www.ingimage.com

Publisher: Éditions universitaires européennes is an imprint of the publishing house
Südwestdeutscher Verlag für Hochschulschriften GmbH & Co. KG
Heinrich-Böcking-Str. 6-8, 66121 Saarbrücken, Germany
Phone +49 681 37 20 271-1, Fax +49 681 37 20 271-0
Email: info@editions-ue.com

Printed in the U.S.A.
Printed in the U.K. by (see last page)
ISBN: 978-3-8381-8294-0

Ce travail est dédié,

A Marie-Cécile,

A Guillaume, Gabriel et Clément.

TABLE DES MATIERES

1. INTRODUCTION

La Prothèse Totale de Hanche (PTH) est une avancée majeure dans le traitement des coxopathies en redonnant aux patients autonomie et indolence. Les techniques chirurgicales actuelles sont le fruit d'une longue histoire riche en expérience et d'une succession de défis chirurgicaux et techniques.

De nos jours, du fait de l'élargissement des indications et de facteurs démographiques, de plus en plus de PTH sont posées en France : 120 000 prothèses de hanche de première intention ont été posées en 2005 [1]. La durée de vie des implants à long terme reste néanmoins limitée, notamment en raison de l'usure et du descellement aseptique du cotyle [14,91,92]. La reprise de PTH est donc une réalité (19000 en 2005) [1] et pose de nombreux problèmes : le taux d'échec est, en effet, plus élevé que les PTH posées en première intention [54].

Les objectifs de la reprise de PTH sont de recréer une biomécanique satisfaisante de la hanche à l'aide d'une fixation optimale (stable et durable) des implants, ainsi que, si possible, de reconstituer du stock osseux. Le but étant d'avoir une durée de vie maximale et de préparer l'avenir en facilitant d'éventuelles reprises ultérieures.

Les techniques de reprises commencent à avoir un certain recul et les outils mis à disposition du chirurgien se multiplient. Le choix de la technique de reconstruction est fonction de la quantité et de la qualité du stock osseux restant, du terrain (âge, activité) et de la formation du chirurgien. L'évaluation précise des pertes osseuses dans leur quantité et leur localisation est indispensable.

Nous avons réalisé, dans certaines indications, une technique de reconstruction du cotyle dans les reprises par greffons morcelés et impactés et cotyle cimenté par voie d'abord antérieure, sur les bases décrites par Tom Slooff [88]. Nous présentons dans ce recueil les résultats d'une série continue de 118 hanches opérées par cette technique.

Le but de ce travail est d'évaluer les résultats de cette série afin de cerner les indications de cette technique de reprise par greffons morcelés impactés et cupule cimentée et de tenter d'évaluer l'utilité d'y associer une armature de soutien.

Après un rappel historique sur la prothèse de hanche et une mise au point sur le descellement aseptique cotyloïdien, nous exposerons la technique chirurgicale et les résultats de la série. Ces résultats seront comparés aux données de la littérature et aux résultats des autres techniques entrant en concurrence.

2. HISTOIRE DE LA PROTHESE DE HANCHE : DE LA PROTHESE AU DESCELLEMENT

La PTH dans sa version actuelle est le fruit d'une histoire débutant vers la fin du 19^{éme} siècle [37]. Les modèles actuels sont issus de la résolution d'une succession de difficultés, d'échecs, mettant à l'épreuve à chaque étape l'ingéniosité des chirurgiens et des ingénieurs.

2.1. *Les prémices de la PTH : l'arthroplastie modelante*

La nécessité d'intervenir sur la hanche, à ses débuts, était une réponse à deux besoins :

- D'une part, des besoins fonctionnels liés aux ankyloses chez des sujets jeunes (dans les premières indications ces ankyloses étaient secondaires à des processus infectieux, notamment tuberculeux).

- D'autre part, des besoins vitaux, que représente la fracture du col du fémur chez les sujets âgés. En effet, avant les années 1940, en l'absence de traitement efficace, le pronostic des fractures du col du fémur était très élevé avec plus de 50% de mortalité, en rapport avec les complications de décubitus.

En 1826, l'américain John Rhea Barton (1794 - 1871) de l'Université de Pennsylvanie avait ouvert la voie de l'arthroplastie en réalisant en 7 minutes, sans anesthésie, une pseudarthrose sous trochantérienne chez un patient de 21 ans dont la hanche était ankylosée. Le patient a pu reprendre son activité professionnelle et marcher sans canne pendant 6 ans [3,4] avant de se réankyloser, mais en position de fonction. L'intervention a été reproduite mais le problème était lié à la réankylose, ce qui a motivé plusieurs chirurgiens à interposer du matériel résorbable entre les surfaces osseuses : 1840 Carnochan (pièce de bois) ; 1860 Verneuil (muscle, tissu adipeux et aponévrose).

La nécessité de l'interposition ne fut pas partagée par tous et certains développèrent des gestes sus-trochantériens : avivement simple des surfaces articulaires (Fock à Hambourg) ou section simple du col (Girldestone à Oxford).

Ces interventions avaient l'inconvénient d'induire une instabilité de hanche. La nécessité de mettre un implant fit alors jour.

En 1888, à Berlin, Themistocles Gluck (1853 - 1942) implanta la première PTH sur des arthrites tuberculeuses. Le matériau était en ivoire, sculpté dans une défense de Narval, scellé par un mélange de colophane, de pierre ponce et de plâtre de Paris [28]. Ses implantations sur des hanches atteintes de tuberculose furent des échecs en raison de l'évolution naturelle de la maladie.

En 1894, à Paris, Jules Emile Péan (1830 - 1898) a repris les principes de Gluck en utilisant des implants en platine irradié [68]. Il a démontré, de ce fait, la faisabilité d'implanter un matériau non résorbable dans le corps. Il fut suivi par Delbet en 1903 et Hey-Groves en 1922.

En 1923, aux États-Unis, Smith-Petersen (1886 - 1953) au Massachusetts General Hospital réalisa la première arthroplastie modelante interposant une cupule en verre [90]. Cette cupule était fragile et toutes les cupules posées cassèrent. Lors de leur reprise, il remarqua la formation de fibrocartilage entre les surfaces osseuses et proposa alors le concept d'arthroplastie en 2 temps : mise en place d'un matériau d'interposition (viscaloïde puis pyrex et enfin bakélite) destiné à être enlevé secondairement. De 1938 à 1952, il implanta des cupules en vitallium en 1 temps [89] dont Aufranc rapporte 82% de bons résultats [2].

2.2. La prothèse acrylique des frères Judet : entre l'arthroplastie modelante et la PTH

En 1946, Robert et Jean Judet à Paris posèrent la première prothèse en polyméthylmétacrylate avec un résultat immédiat remarquable encourageant cette voie [44,45]. Certaines de ces prothèses ont eu une survie jusqu'à 40 ans [35,38,48,85,93,94]. Le problème de la solidité du matériau se posa assez rapidement, la prothèse fut renforcée par une tige en acier [77]. Pour contrecarrer les problèmes de migration dans l'axe, l'embase est devenue oblique afin de diminuer les contraintes en cisaillement (Figure 1).

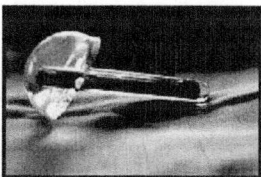

Figure 1 : La prothèse Acryl

Ensuite, vinrent les problèmes d'usure cotyloïdienne. Les adaptations n'ont pas eu de bons résultats : la cupule cotyloïdienne en téflon en 1953 était trop fragile et la fixation des pièces cotyloïdiennes à l'os n'était pas satisfaisante.

2.3. Les premiers modèles de PTH

En 1938, Philip Wiles (1899 - 1967) à Londres conçoit la première véritable PTH avec un couple acier-acier et un appui extra-médullaire. Son développement fut interrompu par la Seconde Guerre Mondiale.

Parallèlement, se sont développées les prothèses cervico-céphaliques. En 1947, Austin Moore au Texas, en raison de ses observations sur des prothèses massives sur tumeur, imagine un concept de queue centro-médullaire et développe la prothèse de Moore [17].

11

En 1951, Mac Kee et Farrar ont repris le concept de Wiles pour réaliser une prothèse avec couple métal-métal en chrome-cobalt avec des têtes de 40 mm. Ce couple de friction se révélait être assez efficace mais posait le double problème de la métallose et du descellement.

En 1962, Sir John Charnley (1911 - 1982) a posé les bases de l'arthroplastie moderne, en concevant la *Low Friction Torque Arthroplasty* [15]. Après l'échec de ses cupules en téflon entre 1958 et 1960, il conçoit sa prothèse en introduisant une succession d'innovations : cotyle en polyéthylène, tête acier de petit diamètre (22,2 mm), fixation des pièces par du ciment polyméthyle méthacrylate de méthyle. Le concept de *Low Friction* reposait sur l'utilisation d'un couple métal-polyéthylène avec une petite tête fémorale. Ce couple de friction bas permettait de repousser les problèmes d'usure et de descellement.

2.4. *Des années 1950 à nos jours : l'évolution des concepts*

De nombreuses voies d'innovations ont été ouvertes :
- la modularité permettant de tester de nouveaux couples de friction et d'adapter différentes tailles ;
- la forme et la surface des implants, afin d'améliorer la tenue osseuse ;
- les couples de friction et les tailles de billes.

2.4.1. Le dessin des implants et la modularité

La pièce fémorale de Charnley a servi de base de dessin d'implant avec ses cols longs et courts, son fémur à dos plat (*flat-back*) monobloc. Cet implant connut de nombreuses innovations, ouvrant d'innombrables voies de recherche :
- surface lisse initialement puis microbillées à partir de 1969 donnant un aspect mat ;

- forme du composant fémoral : diamètre, le caractère conique ou, l'état de surface (lisse, microbillée), la présence d'ailerons anti-rotatoires et les alliages (acier, chrome-cobalt, titane).
- modularité de la fixation osseuse :
    - au fémur : développement d'implants cimentés ou sans ciment ;
    - au cotyle : développement d'implants cimentés ou sans ciment. Dans le cas d'implant sans ciment, il existe 2 types de fixation : soit en implant monobloc soit en utilisant un *metal back* impacté ;
- modularité fémorale par l'application du principe du cône morse, constituant ainsi un événement charnière en ouvrant la voie à de nouvelles combinaisons tribologiques ;
- modularité du cotyle avec l'utilisation de différents matériaux. L'utilisation de matériaux rigides étant facilitée par la mise en place de *metal back* sans ciment.

Ainsi, de nombreuses modifications furent réalisées (M.E. Müller 1963, R.W. Bucholz 1965). Müller a réalisé un implant moins luxant (32 mm) et plus résistant à la fracture grâce à un alliage chrome-cobalt-molybdène nommé Protasul®.

En France, les tiges de Charnley-Kerboull sont apparues en 1972 avec un angle prothétique de 130° (au lieu des 125° pour les tiges de Charnley) et surtout une augmentation du calibre des tiges de haut en bas afin d'obtenir un remplissage fémoral plus important avec une introduction à frottement dur.

Les problèmes de luxations apparurent très vite inhérents au faible diamètre de la tête fémorale [24], ce qui a entraîné l'affinement des techniques chirurgicales (voies d'abord, positionnement des implants) et accéléré le développement de têtes de différents diamètres (28 mm, 32 mm). Cependant, les têtes de gros diamètres ont l'inconvénient d'aggraver l'usure.

2.4.2. Les couples de frottements

Les problèmes de l'usure du polyéthylène firent développer de nouveaux modes de polymérisation, d'usinage et de stérilisation. Le polyéthylène de haute densité (HDPE) fut vite remplacé par du polyéthylène d'ultra haute densité (UHMWPE).

Boutin, en 1970, fut le premier à implanter un couple alumine-alumine [7-9]. Ce couple avait ses avantages sur l'usure et le faible cœfficient de friction, mais sa fragilité imposait le calibre 32 mm et la fixation à l'os était incertaine.

Le couple métal-métal avec un alliage chrome-cobalt de Mac Kee-Farrar a été poursuivi malgré ses échecs initiaux (30 à 50% d'échecs à 8 ans, majoritairement par descellement aseptique). En effet, les prothèses des patients ayant un bon résultat avaient une usure extrêmement faible : 25 fois moins que le polyéthylène.

D'énormes progrès d'usinage des pièces, de métallurgie (diminution de la teneur en carbides, alliage coulé à la place de l'alliage forgé) ont permis, en 1988, de diminuer le cœfficient de friction avec l'alliage chrome-cobalt-molybdène de la Métasul®.

2.5.   Les problèmes actuels

Actuellement, le descellement aseptique fémoral et acétabulaire, l'usure et le risque de luxation restent les problèmes communs à toutes les prothèses, le risque infectieux mis à part. La diversité des modèles de prothèses, le choix du mode de fixation à l'os (implant cimenté ou non), la diversité des couples de frottement ainsi que la variété des voies d'abord permettent aux chirurgiens de composer avec tous ces problèmes. Par ailleurs, devant le nombre de descellements aseptiques et de reprises, des implants spécifiques de reprise sont actuellement développés : mégacotyles, armatures de soutien, cotyles armés. Ces implants seront détaillés dans un chapitre spécifique.

2.6.   Conclusion

Les prothèses actuelles possèdent de bons résultats mais le risque de reprise est une réalité que le chirurgien doit avoir à l'esprit et anticiper. L'avenir est sûrement dans la biologie cellulaire et la repousse cartilagineuse. Le nombre actuel de modèles de PTH est le témoin des limites de chaque concept. Un facteur d'échec fréquent est la destruction du stock osseux, ce qui justifie le développement de différentes techniques de greffe osseuse dont fait partie la technique de reconstruction par greffe morcelée et impactée avec cotyle cimenté.

3. DESCELLEMENT ASEPTIQUE

3.1. Définition

Le scellement est un terme issu de la maçonnerie. Il se définit comme l'action de fixer un objet dans un trou à l'aide d'une substance qui durcit (le ciment). En chirurgie, le descellement d'une prothèse signifie donc la perte de fixation des composants prothétiques à l'os. Par extension, on utilise également ce terme pour les prothèses sans ciment.

En pratique, le diagnostic de descellement se fait sur la migration ou le changement de position des implants, le résultat clinique ne fait pas partie de la définition.

Le risque de descellement est le problème à long terme de la PTH, en particulier le descellement cotyloïdien. D'après Sutherland [92], le risque de descellement cotyloïdien devient exponentiel à partir de 8 ans, alors que le descellement fémoral reste linéaire (Figure 2).

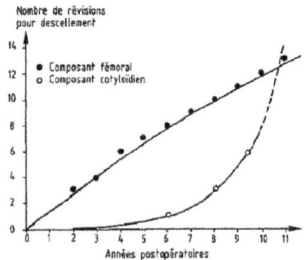

Figure 2 : Comparaison du risque de descellement cotyloïdien et fémoral
D'après Sutherland [92]

Il existe des descellements septiques et aseptiques. Le mécanisme physiopathologique des descellements septiques ne sera pas développé dans cet exposé, mais la conduite pratique de la prise en charge de la perte du stock osseux (après traitement du foyer infectieux) reste superposable à celle du descellement aseptique.

3.2. *Physiopathologie du descellement aseptique cotyloïdien*

Le mécanisme du descellement aseptique cotyloïdien n'est pas parfaitement établi, il résulte de multiples facteurs mécaniques et biologiques très étroitement imbriqués [69]. Pour la clarté de l'exposé nous allons arbitrairement les séparer.

3.2.1. Rappels biomécaniques

3.2.1.1.Les contraintes

La cupule subit des contraintes de l'ordre de 3 à 4 fois le poids du corps. Ces contraintes sont de 3 types :
- compression : se situe au niveau du toit et de l'arrière fond ;
- traction : se situe au niveau des cornes de l'*acetabulum* qui gardent une mobilité ;
- cisaillement : se situe sur la périphérie.

La première stabilise l'implant, les 2 suivantes ont tendance à favoriser le descellement.

3.2.1.2.Les interfaces

Les interfaces ont une importance considérable, c'est une zone d'échange tant mécanique (transmission de contraintes) que biologique (réaction osseuse). L'interface os-ciment est la plus importante au niveau du cotyle, elle a largement été étudiée notamment en 1977 par Willert [99]. Pour ce dernier, il existe 3 phases de réaction osseuse aux corps étrangers (ciment, métal, polyéthylène) :
- phase de nécrose tissulaire jusqu'à la 3ème semaine ;
- phase de réparation durant la 1ère année ;
- phase de stabilisation osseuse pendant les 2 ans qui suivent. A ce stade, il existe une membrane de 0,1 à 1,5 mm entre l'os et le ciment selon la zone considérée.

L'interface ciment-prothèse sur le versant cotyloïdien est très stable, elle est peu sollicitée.

3.2.2. Facteurs mécaniques

Les facteurs mécaniques ont tendance à augmenter les contraintes exercées sur la cupule. Ce qui entraîne une fragilisation des interpénétrations os-ciment et diminue la qualité de cette fixation.

On peut citer :

- Le terrain : l'âge et l'activité ont une influence démontrée [81]. L'homme serait plus exposé que la femme. L'influence du poids est controversée.
- La qualité de l'os receveur : ce facteur, bien que primordial, n'est pas quantifiable.
- La technique opératoire : la qualité du scellement est importante (préparation du cotyle en zone d'os sous-chondral, cimentage sous pression et épaisseur de ciment suffisante en zone portante).
- Le positionnement du cotyle : un centre de rotation de la hanche haut et/ou latéralisé augmente les contraintes. De même, une cupule trop verticale réduit la surface portante et entraîne un pic de contraintes. Une cupule trop horizontale réduit la zone de soutien osseuse. On considère comme un bon compromis une inclinaison de 45° sur l'horizontale.
- Le polyéthylène : un grand volume de polyéthylène diminue le fluage et améliore la répartition des contraintes. On recherche une épaisseur de polyéthylène d'au moins 10 mm.
- La prothèse elle-même : la présence de conflit entre le cotyle et l'implant fémoral forme des pics de contraintes qui sont nocifs pour l'interface os-ciment. Les butées dépendent du dessin des implants, de leur implantation et de l'usure.
- Le couple de friction : un couple élevé de friction augmente les contraintes de cisaillement. Pour y remédier, on peut jouer sur le diamètre de la tête : les têtes de petit diamètre ayant un cœfficient de friction moindre (par exemple, le concept de Charnley). On peut aussi modifier le couple de friction en utilisant un couple alumine-alumine ou métal-métal. Mais ces derniers posent des problèmes de fixation à l'os.

18

Le choix du couple est d'autant plus important que les débris liés à l'usure peuvent favoriser les mécanismes biologiques du descellement.

3.2.3. Facteurs biologiques

Ces facteurs varient selon le couple de friction utilisé. Il s'agit principalement de la réaction des macrophages aux corps étrangers phagocytés et plus particulièrement les débris de polyéthylène.

Les débris d'usure (polyéthylène, métal, ciment) ont des concentrations variables dans le liquide articulaire et la néocapsule. Les macrophages phagocytent les débris de petite taille, ils sécrètent alors des prostaglandines et stimulent, par ce biais, la résorption ostéoclastique. Cette activation des macrophages entraîne une inévitable ostéolyse.

L'ostéolyse peut entraîner un échec de 2 façons :
- soit en participant directement au descellement aseptique quand l'ostéolyse concerne toute la surface de contact os-ciment ;
- soit l'ostéolyse se présente sous la forme d'un granulome de résorption localisé qui peut devenir volumineux. Il existe alors une diminution de la surface portante et survient alors une augmentation des contraintes sur les zones d'interfaces non touchées, qui, une fois arrivées à leur point de rupture, se rompent de façon mécanique.

Il n'existe pas, à ce jour, de théorie uniciste expliquant les descellements, il s'agit sûrement de causes multiples dont la part mécanique ou biologique peut prédominer selon les cas. Il est à souligner que, quel que soit le facteur de descellement prédominant, il y a toujours une perte de substance osseuse.

Ces concepts confirment la base d'une bonne fixation : allier résistance mécanique et tenue biologique.

3.3. Diagnostic du descellement aseptique cotyloïdien

3.3.1. Clinique

L'examen clinique peut être normal. Plusieurs signes doivent retenir l'attention :

- L'apparition de signes d'instabilité : une boiterie survenant sur une hanche prothésée qui, au préalable, allait bien est un signe évoquant classiquement un descellement cotyloïdien. Cette instabilité à la marche contraste avec un examen clinique souvent totalement indolore. Il peut apparaître une insuffisance du moyen fessier et du psoas du fait de la faillite du point pivot que représente le cotyle descellé.

- La douleur : la douleur est plus classiquement liée au descellement fémoral. Il convient d'étudier sa chronologie :

  - hanche restée douloureuse depuis l'intervention, avec des suites longues. On doit alors penser à une infection chronique.

  - hanche allant bien, douloureuse secondairement sans raison apparente est plus en faveur d'un descellement aseptique. Ces douleurs sont sourdes, d'horaires mécaniques avec un dérouillage et limitent les activités. L'aggravation est progressive et linéaire, parfois cyclique quand le composant se recale. L'examen clinique est négatif et la mobilisation est indolore.

- Des épisodes de luxations doivent faire rechercher une mobilisation des pièces prothétiques, une usure ou un défaut de position des pièces.

- Des signes inflammatoires : localement, une rougeur sur la cicatrice voire une fistule ou des signes généraux doivent orienter vers une infection.

Devant ces signes et au moindre doute, on doit réaliser une radiographie de contrôle et un bilan biologique.

3.3.2. Biologique

Le bilan standard consiste en une Numération et Formule Sanguine (NFS), Vitesse de Sédimentation (VS) et un dosage de la *C Reactive Protein* (CRP) à la recherche d'un syndrome inflammatoire.

3.3.3. Radiographique

Le bilan comporte un cliché de bassin de face en charge et de la hanche prothésée de face et de profil. Le bilan doit être comparé aux clichés précédents pour dépister une mobilisation progressive.

Il existe 2 types d'anomalies :

Le liséré :
C'est le signe le plus important dans le suivi des cotyles cimentés. Le liséré est défini par une image claire soulignée par une ligne bordante plus foncée. On doit en préciser le siège, l'interface touchée (os-ciment ou ciment-prothèse), l'étendue (partielle, complète), l'épaisseur et l'évolutivité. Deux classifications sont utilisées pour situer le liséré : De Lee et Charnley [20] pour le cotyle et Grüen [32] pour le fémur.
Concernant le descellement cotyloïdien des cotyles cimentés, Hodgkinson [40] a établi des critères radiographiques de diagnostic du descellement :
- absence de liséré : descellement exclu ;
- liséré sur 1/3 de l'interface os-ciment, le risque de descellement est de 7% : descellement peu probable ;
- liséré sur 2/3 de l'interface os-ciment, le risque de descellement est de 71% : descellement possible ;
- liséré sur 3/3 de l'interface os-ciment, le risque de descellement est de 94% : descellement probable ;
- migration des composants : descellement certain.

Par ailleurs, un liséré de plus de 2 mm d'épaisseur est associé à un descellement dans 77% des cas.

21

Le déplacement des composants :

Il permet d'affirmer le descellement, que le cotyle soit scellé ou sans ciment. La migration progressive est le signe à rechercher plus particulièrement dans la surveillance des cotyles sans ciment. Cette migration est présente aussi dans les cupules cimentées mais il existe dans ce cas des modifications du ciment et de son interface (migration du fourreau de ciment ou une fracture du ciment, liseré).

La migration de la cupule se mesure par rapport à la ligne joignant les U radiologiques. Les déplacements du composant fémoral s'apprécient par rapport aux trochanters. La mobilisation nécessite de comparer de manière attentive les clichés de surveillance les uns aux autres.

3.3.4. Autres moyens d'évaluation

3.3.4.1.Scintigraphie

Dans les cas délicats, le bilan peut être complété par une scintigraphie au technétium 99^m, à la recherche d'une hyperfixation non spécifique.

3.3.4.2.Arthrographie

L'arthrographie permet de souligner les liserés. Son intérêt véritable est : soit d'être couplé à une ponction à visée bactériologique (en cas de doute sur une infection) ; soit d'être associée à un anesthésique (test d'infiltration) pour affirmer la responsabilité de la prothèse chez des patients ayant d'autres diagnostics différentiels de douleur (cause lombaire, genou sous jacent). Le but de l'arthrographie dans ces indications est surtout de vérifier la bonne position intra-articulaire de l'aiguille.

3.3.4.3.Tomodensitométrie et reconstruction 3D

L'évaluation des lésions par tomodensitométrie a longtemps été négligée. En effet, les artéfacts liés à la prothèse ne permettaient aucune interprétation. Les progrès techniques actuels, avec l'apparition de scanners multibarrettes, ont permis d'améliorer la qualité des images. Cependant le traitement des images après leur acquisition (post-traitement) consiste à traiter des images vides : il peut y avoir un « remplissage » artificiel qui peu surestimer les structures osseuses restantes. Le scanner affine les données de l'imagerie standard en visualisant sur des coupes fines, les zones de lyse. Il n'existe pas, à ce jour, de méthode tomodensitométrique validée pour l'évaluation et la classification des lésions cotyloïdiennes. Le scanner apparaît donc, à ce jour, comme un complément non systématique de l'imagerie, quand les clichés standard et obliques n'ont pas été suffisamment informatifs. Cependant, la place de la tomodensitométrie dans l'évaluation des lésions cotyloïdiennes et du stock osseux restant est actuellement de plus en plus importante.

L'imagerie en 3 dimensions (3D) repose sur un traitement des images tomodensitométriques permettant une reconstruction 3D [95]. Elle nécessite une intervention humaine afin de différencier manuellement l'os du ciment (ces 2 derniers ont des niveaux de gris très proches). Les images ainsi reconstruites permettent de simuler la position du cotyle prothétique dans la cavité osseuse. Cette technique, en développement, n'est pas utilisée en pratique courante.

3.4. Evaluation des lésions cotyloïdiennes

Le volume de la perte de substance osseuse est un facteur décisionnel majeur dans le choix des indications.

Une classification idéale permettrait de définir, analyser et classer de façon reproductible ces lésions. Mais à ce jour, aucune classification n'a atteint ces objectifs. La meilleure classification est la classification peropératoire, mais celle-ci a l'inconvénient, par définition, de ne pas permettre la planification. Toutes les classifications préopératoires, quant à elles, sous-estiment les lésions [12]. De plus, la reproductibilité intra et inter observateur de ces classifications est faible. Néanmoins, ce bilan est indispensable car il renseigne sur des points clefs : atteinte du toit (ascension de l'implant), atteinte de l'arrière fond et colonne antérieure (ligne de Köhler), lyse inféro-médiale (atteinte du U) et lyse de la paroi postérieure (lyse ischiatique).

3.4.1. Classification peropératoire

La classification peropératoire obéit à des règles strictes[95]. Elle est déterminée après ablation du cotyle descellé, des résidus de ciment et du granulome. La perte de substance osseuse est définie par la différence entre le volume osseux de l'*acetabulum* restant et le volume de référence matérialisé en positionnant idéalement une cupule d'essai au niveau de l'échancrure ischio-pubienne. La perte de substance est évaluée au niveau des 4 parois : toit, arrière fond, paroi antérieure et postérieure.

3.4.2. Classifications préopératoires

Les classifications préopératoires sont nombreuses. Nous allons exposer les principales classifications retrouvées dans la littérature.

3.4.2.1.Vives

Etablie lors du Symposium de la Sofcot en 1989 [97], cette classification a l'avantage de sa simplicité. Il existe 4 stades (Figure 3) :
- stade 1 : capital osseux correct ;
- stade 2 : cotyle continu mais fragile ;
- stade 3 : disparition de 2 parois ;
- stade 4 : disparition de plus de 2 parois avec ou sans fracture.

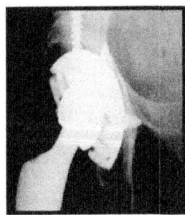 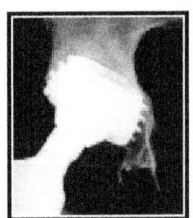 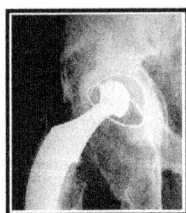 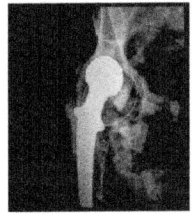

Stade 1   **Stade 2**   **Stade 3**   **Stade 4**
Figure 3 : Classification Sofcot

Images JL Lerat

3.4.2.2.Paprosky

Cette classification a l'avantage d'avoir des critères radiographiques bien définis. Elle insiste sur l'importance du respect ou non de la ligne de Köhler (ligne ilio-ischiatique) et décrit 3 stades [67] (Figure 4) :
- stade 1 : un anneau cotyloïdien osseux intact sans lyse osseuse et sans migration ;
- stade 2 : colonnes antérieure et postérieure intactes mais un défect supéro-interne (2A), supéro-externe (2B) ou central (2C) ;
- stade 3 : migration de plus de 2 cm et une ostéolyse sévère ischiatique (8 mm) et centrale, avec respect (3A) ou non (3B) de la ligne de Köhler.

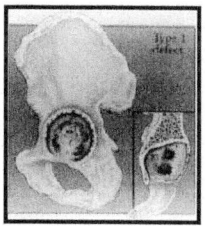 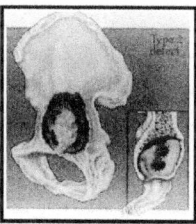 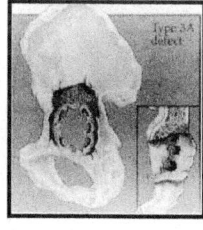 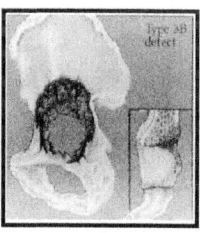

| Stade 1 | Stade 2 | Stade 3A | Stade 3B |

Figure 4 : Classification de Paprosky

Schéma Paprosky

3.4.2.3.D'Antonio

C'est la classification reconnue par l'*American Association of Orthopædics Surgeons* (AAOS). Cette classification [19] a le mérite d'être la plus complète du point de vue qualitatif mais n'a pas d'attribut quantitatif. De plus, en pratique, la distinction entre un déficit cavitaire ou mixte est difficile. Elle se base sur la distinction entre les pertes de substance segmentaires et cavitaires, et distingue 5 stades :
- stade 1 : perte de substance segmentaire (périphérique ou centrale) ;
- stade 2 : perte de substance cavitaire (périphérique ou centrale) ;
- stade 3 : perte de substance mixte ;
- stade 4 : discontinuité pelvienne ;
- stade 5 : arthrodèse de hanche (ne concerne pas les descellements).

4. METHODES DE REPRISES DES DESCELLEMENTS COTYLOÏDIENS

Le cahier des charges de la reprise de cotyle dans le cadre d'un descellement, admis par tous, est :
- de permettre une fixation stable et durable de l'implant ;
- de restaurer une biomécanique satisfaisante de la hanche (en rétablissant l'anatomie) ;
- d'augmenter le stock osseux, s'il existe une destruction.

De nombreuses techniques ont été décrites et étudiées. Toutes les techniques décrites n'entrent pas en concurrence les unes avec les autres Chaque technique possède des avantages et des inconvénients qu'il faut peser afin de choisir la technique.

Les techniques de reprise pour descellement cotyloïdien ont en commun leur difficulté. Il s'agit d'une chirurgie lourde avec un taux de complication non négligeable.

Il existe 2 grands groupes de techniques : celles qui ne nécessitent aucune greffe et celles qui, au contraire, en nécessitent une.

4.1. Techniques de reconstruction sans greffe

Ces techniques ont les avantages d'éviter les aléas de la consolidation de la greffe et d'éviter le risque de transmission d'agent infectieux.

4.1.1. Scellement itératif

Il consiste à combler la cavité par du ciment et de sceller simplement le cotyle dans cette masse de ciment. Cette technique a l'avantage de sa grande simplicité. Malheureusement, l'os receveur est souvent scléreux, l'interface os-ciment est donc de mauvaise qualité.

4.1.2. Scellement en position haute

Cette technique est appelée *high hip center*. Elle consiste à implanter un cotyle en position haute, cela permet de retrouver un os de bonne qualité et de placer un cotyle en général sans ciment. L'avantage est d'être rapide et le contact os-cotyle est très bon. Il faut un bon stock osseux iliaque. Cependant, la biomécanique de la hanche n'est pas respectée avec un plus grand risque d'instabilité (conflit entre le fémur et le bassin) car il existe une détente musculaire. Enfin, l'implantation en position haute du cotyle n'est pas toujours compensable au fémur et il y a, de ce fait, un grand risque de raccourcissement du membre.

4.1.3. Scellement et anneau de soutien

L'anneau de soutien sans reconstruction osseuse permet de répartir les contraintes sur la périphérie du cotyle. Il en existe plusieurs types : anneau d'Eichler, anneau de Müller, croix de Kerboull et bouclier de Burch-Schneider. L'inconvénient est de rajouter une interface supplémentaire et de diminuer la surface de contact ciment-os.

4.1.4. Cotyle non scellé

Il existe 2 types de cotyle sans ciment : les cotyles vissés et les cotyles impactés.

Les cotyles vissés trouvent leur tenue primaire grâce à un filetage sur la face externe du cotyle. Ils n'ont pas d'effet de surface.

Les cotyles impactés sont sphériques et ont une tenue primaire grâce à une impaction en force et se réhabitent secondairement grâce à un effet de surface. Ces cotyles n'excèdent pas une taille 62 mm.

4.1.5. Mégacotyles ou cotyles Jumbo

Ils sont définis par une taille supérieure à 62 mm. Les grands cotyles au delà de 62 mm sont un compromis entre l'utilisation des cotyles sans ciment et l'insertion en position haute. Les avantages de cette technique sont : le comblement aisé du vide osseux, une grande surface de contact os-prothèse et une bonne répartition des contraintes. Cette technique nécessite une continuité osseuse entre le toit et l'échancrure. Les inconvénients consistent en une absence de rétablissement du stock osseux et un risque de débord antérieur entraînant un conflit avec le tendon du psoas. Cette technique ne convient pas aux pertes de substance non concentriques (on ne doit pas trop fragiliser les parois antérieure et postérieure dans le but de ponter le toit et l'échancrure).

4.1.6. Cotyles spécifiques

Les cotyles sans ciment à cupule oblongue : leurs avantages sont d'avoir un bon contact osseux et de rétablir le centre de rotation. Ces cotyles peuvent s'implanter sur des pertes de substance excentriques à la différence des cotyles Jumbo. Cependant, le stock osseux n'est pas reconstruit et l'obtention d'un bon *pressfit* est très difficile.

Les cotyles à plot sont nombreux (Integra, Mac Minn, Perka, Ring). Le concept de fixation du cotyle repose sur un plot encastré dans la poutre ilio-ischiatique [76]. Les cotyles à plot sans effet de surface (tel que le cotyle de Ring) ont été abandonnés.

4.2. Techniques de reconstruction avec greffe osseuse

4.2.1. Greffons structuraux

Les greffons structuraux cortico-spongieux sont appropriés pour corriger un défect segmentaire. Les avantages de cette technique sont liés aux propriétés mécaniques des greffons cortico-spongieux. C'est un groupe de techniques très vaste, prôné par de nombreux auteurs. Le greffon est taillé afin de combler le défect. L'allogreffe peut même être utilisée en monobloc. On peut y ajouter une armature de soutien. Le cotyle peut être scellé ou non.

4.2.2. Greffons spongieux

Les avantages des greffons spongieux sont une meilleure réhabitation que les greffes structurales, ainsi qu'un meilleur comblement des anfractuosités. L'inconvénient est la tenue mécanique moindre. Ce type de greffon est utilisé soit en morcellement, soit en chips. Ces greffons sont toujours tassés. Une armature de soutien peut ou non être implantée. La cupule peut être impactée sans ciment ou cimentée.

4.3. Alternatives et solutions de repli

Ces solutions n'entrent pas en concurrence avec les techniques de reprises mais doivent être envisagées face à des lésions majeures ou bien représentent la porte de sortie des échecs des précédentes techniques.

4.3.1. Bassin de banque

C'est la greffe massive d'un cotyle entier prélevé sur un bassin de banque. Cette technique est réservée aux lésions les plus graves. Un hémi-bassin prélevé sur un donneur décédé, est taillé pour s'adapter en force dans le pelvis de l'hôte avec appui sur les branches ilio, ischio-pubiennes et sur l'aile iliaque. Un renfort est réalisé par vis et le cotyle prothétique est scellé dans l'hémi-bassin greffé. Les séries publiées à ce sujet sont peu nombreuses et les résultats divergents : Judet [71] rapporte 5 mobilisations sur 20 cas ; Emerson [22] a 5 échecs sur 7 patients ; Paprosky [66] n'a aucun échec sur 14 cas.

4.3.2. Résection tête et col

C'est une technique de sauvetage, réservée aux sujets trop fragiles pour subir une nouvelle intervention. C'est parfois un passage obligé entre les deux temps d'une dépose septique. La marche est rarement possible sans canne [30], elle est d'autant meilleure que le fémur n'est pas trop raccourci.

4.3.3. Prothèse en selle

Développée par Link (Nieder [63]), elle s'appuie sur l'aile iliaque restante. Elle est une alternative intéressante dans les pertes osseuses majeures car elle permet de garder une certaine mobilité sans trop raccourcir le membre.

5. MATERIEL ET METHODE

5.1. Type d'étude

Cette série est une série continue descriptive uni-centrique de patients ayant bénéficié d'une reprise cotyloïdienne par la technique de reconstruction par greffons morcelés et impactés. La saisie des données était prospective.

Les patients ont été opérés, par un opérateur senior, dans le service du Professeur Judet (Hôpital Tenon, Paris puis Hôpital Raymond Poincaré, Garches) par une technique standardisée. Cette technique a été utilisée à partir d'octobre 1998.

5.2. Méthodologie clinique

5.2.1. Indications de la reconstruction cotyloïdienne par greffons morcelés impactés dans notre service

L'attitude du service concernant la prise en charge d'un descellement cotyloïdien est standardisée. Le bilan préopératoire permet de prévoir la technique de reconstruction la plus appropriée. La confirmation de la technique se fait toujours pendant l'intervention après préparation du cotyle.

Dans les cas extrêmes, la technique est choisie avant l'intervention et est peu sujette à discussion :
- la perte de substance est très minime : la reprise se fera par un cotyle impacté sans ciment ;
- la perte de substance est majeure avec fracture du cotyle et lyse osseuse : la reprise se fera par une reconstruction massive à l'aide d'un bassin de banque.

Dans les cas intermédiaires, les plus fréquents, le choix de la technique de reprise se fait pendant l'intervention, sur l'évaluation du stock osseux restant après préparation du cotyle :

- Cotyle impacté si possible. De principe, dès que le cotyle peut accepter un cotyle impacté sans ciment avec une excellente tenue, cette technique est réalisée. La tenue doit être suffisante, il n'y a pas de vissage complémentaire. La taille du cotyle ne dépasse pas le diamètre de 60 mm. L'avantage de cette attitude est de reposer sur un fait (le cotyle impacté tient ou non) et non pas sur une classification qui est discutable. Un éventuelle greffe complémentaire (autogreffe) peut être réalisée afin de combler une géode sur un stock localement insuffisant ; cette greffe n'a dans ce cas aucun but mécanique sur la stabilité primaire du cotyle impacté.
- Reconstruction osseuse par greffons morcelés impactés et cotyle cimenté : cette technique est choisie par défaut si le cotyle osseux ne peut accepter un implant impacté sans ciment.

La mise en place d'un anneau de soutien en cas de reconstruction peut être réalisée. Initialement, l'anneau de soutien était indiqué chez les personnes âgées afin de permettre une reprise plus précoce de l'appui, secondairement la pose d'un anneau de soutien est devenue systématique.

5.2.2. Critères d'inclusion

Les critères d'inclusion étaient les suivants :
- patient ayant eu une reprise de cotyle ayant nécessité une reconstruction osseuse ;
- reconstruction osseuse effectuée par greffons morcelés impactés et cotyle cimenté ;
- recul clinique potentiel de plus d'1 an.

La période d'observation s'étendait d'octobre 1998 à mai 2006. La liste des patients a été établie à partir des données de la base de données de suivi prospectif des PTH du service

5.2.3. Matériel

Cette série est une série continue de 118 hanches chez 116 patients, 2 patients ayant eu une reprise bilatérale. Il y a eu 8 perdus de vue ayant un recul inférieur à 12 mois. Cette série comptait donc 110 hanches chez 108 patients qui ont été revus à un recul moyen de 36,7 mois (12-97).

5.2.4. Technique chirurgicale de reprise cotyloïdienne et reconstruction osseuse par greffons morcelés impactés

Historiquement, cette technique a été utilisée sur les arthroplasties de première intention chez des patients ayant une protrusion acétabulaire : Hirst[39] a décrit une série de 61 prothèses. Il utilisait des chips spongieuses. Puis Gates et Mac Collum [27] l'ont décrite et ont rapporté 90% de succès à 12 ans. Cette technique a été réalisée pour la première fois sur des reprises par Tom J. Slooff, P. Buma et B.W. Schreurs [88].

5.2.4.1.Voie d'abord

La voie d'abord était choisie en fonction du geste prévu sur le fémur et les antécédents cicatriciels. De règle, dès que d'autres abords, notamment postéro-externe, n'étaient pas imposés (principalement en raison d'un geste associé sur le fémur), l'abord antérieur était réalisé. Cet abord s'est fait sur table orthopédique de Judet.

5.2.4.2.Préparation du cotyle

Le premier temps consistait à retirer l'ensemble de la néocapsule afin de mettre à jour les pièces prothétiques (Figure 5). Le fémur était retiré à ce stade quand sa reprise était programmée ou qu'il présentait une mobilité. Des prélèvements bactériologiques systématiques étaient réalisés à toutes les interfaces.

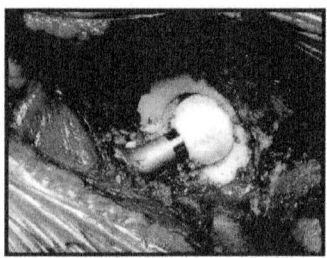

Figure 5 : Exposition des pièces descellées

5.2.4.3.Evaluation des lésions

Le cotyle descellé était retiré puis un curetage méthodique était réalisé afin de retirer la membrane d'interposition et les fragments de ciment. Le stock osseux était évalué à ce moment (Figure 6), l'opérateur confirmait alors le geste à réaliser : cotyle impacté sans ciment si possible, à défaut : une reconstruction.

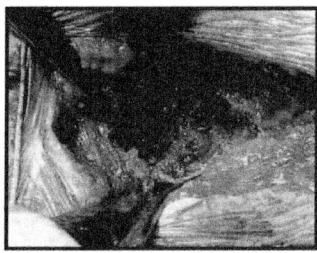

Figure 6 : Analyse des lésions : les choix

5.2.4.4.Mise en place du grillage

Nous avons utilisé le système de révision acétabulaire X-Change™ de Howmedica®. Il existe plusieurs formes de grillage (Figure 7) :

- Treillis pour fond de cotyle : en forme d'étoile (2 tailles), destiné à être placé dans le fond. Quand la forme arrondie est donnée, les pattes sont fixées entre elles par du fil métallique afin de rigidifier l'ensemble. Il se fixe dans le cotyle.
- Treillis plat : permet de contenir des défects des parois. Il se fixe soit en dehors du cotyle soit en dedans.
- Treillis pour sourcil cotyloïdien : arrondi (2 tailles), il se fixe sur le toit, en dehors du cotyle.

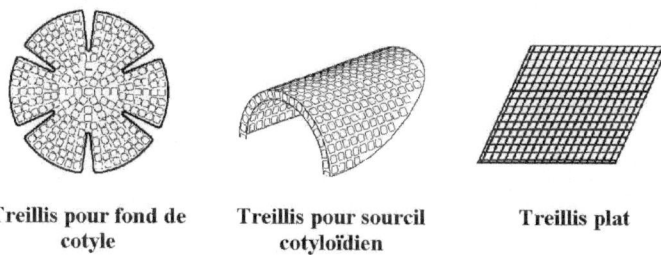

Treillis pour fond de cotyle   **Treillis pour sourcil cotyloïdien**   **Treillis plat**

Figure 7 : Différents modèles de treillis

Si le cotyle était continent, l'os de greffe était mis en place et directement impacté. Si le cotyle était perforé (toit, paroi et/ou arrière fond) un grillage métallique était mis en place et vissé (Figure 8).

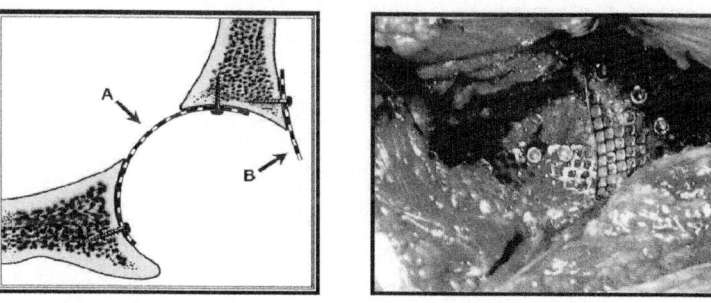

Figure 8 : Mise en place du grillage, A : Grille de fond de cotyle, B : Sourcil

(schéma W. Schreurs)

35

5.2.4.5. Pose d'une armature de soutien

L'armature de soutien était initialement indiquée chez les personnes âgées afin de permettre une reprise plus précoce de l'appui, devant les bons résultats initiaux, ses indications se sont élargies. Il a été posé principalement des anneaux de Burch-Schneider et quelques anneaux de Müller (Figure 9).

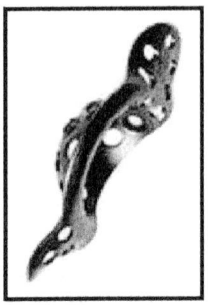
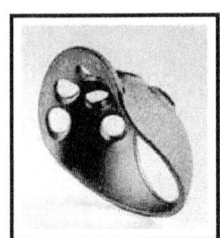

Anneau de Burch-Schneider   Anneau de Müller

Figure 9 : Anneaux de renfort

La première implantation de bouclier de Burch s'est effectuée en juin 2002 et la mise en place est systématique depuis mai 2005.

La fonction du bouclier de Burch est de ponter le défect osseux entre l'ischion et le toit restant. Il existe 2 tailles : 44 ou 50 de diamètre interne (actuellement une gamme complète est disponible).

Une empreinte était réalisée au ciseau de Mac Ewen dans l'ischion.

La patte inférieure était modelée par un davier de Farabeuf : le geste consistait à augmenter la courbure de la patte, afin de permettre l'implantation du bouclier (Figure 10). Une patte droite empêcherait la descente de l'anneau une fois la greffe posée.

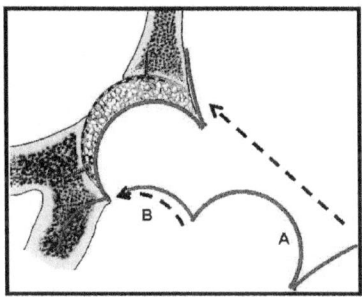

*Figure 10 : L'anneau de Burch (A) se place grâce à la courbure
donnée à sa patte inférieure (B) implantée dans l'ischion*

La patte supérieure était modelée par un double mouvement (Figure 11) :
- réglage de l'inclinaison afin que la patte s'applique sur la corticale externe de l'aile iliaque (augmentation de la plicature d'une vingtaine de degrés) ;
- réglage de l'antéversion : après les modifications précédentes, le bouclier a tendance à se rétroverser et induire un effet came antérieur. Le mouvement consiste à vriller la patte selon un axe vertical.

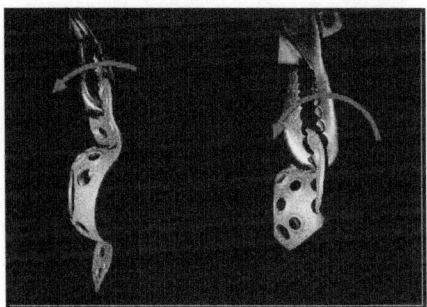

*Figure 11 : Modelage de la patte supérieure (côté gauche). La flèche indique le
mouvement de la pince, le corps de l'anneau étant maintenu immobile*

On réalisait un test de mise en place de l'anneau, ce qui permettait de visualiser les zones à combler en localisation et quantité. S'il existait un défect segmentaire pouvant compromettre la mise en place et l'impaction du greffon, des grillages étaient mis en place.

La greffe était ensuite impactée dans les conditions qui seront décrites ci-après, la difficulté étant de ne pas perdre l'emplacement de la patte dans l'ischion pendant la montée en pression.

L'anneau était ensuite posé puis vissé dans le toit par 4 vis spongieuses de 6,5 mm.

Les anneaux de Müller ont été posés en début d'expérience chez des personnes âgées ayan une perte modérée du toit permettant un bon soutien de l'anneau.

5.2.4.6.Préparation de la greffe

La préparation de la greffe est un temps primordial. Les substances antigéniques contenues dans la moelle osseuse pourraient diminuer la consolidation. Cette hypothèse peut, par ailleurs, expliquer la moindre consolidation des greffons structuraux. La taille des croûtons a été étudiée *in vitro* : il est apparu que des fragments entre 0,7 et 1 cm avaient une meilleure tenue, d'autant que leur volume était hétérogène [5]. Après une phase initiale pendant laquelle les greffons étaient préparés à la moulinette (ce qui donnait des greffons trop petits), notre protocole a suivi ces recommandations : la greffe était préparée par morcellement manuel à la pince gouge, réalisant des croûtons de tailles différentes, puis lavée au sérum physiologique tiède afin de retirer la graisse contenue dans le spongieux.

5.2.4.7.Montée en pression des greffons et scellement des pièces

La greffe était placée dans le cotyle petit à petit et comprimée au fur et à mesure, par couches successives à l'aide d'impacteurs hémisphériques (impacteurs de révision acétabulaire X-Change™ de Howmedica®) afin d'obtenir une bonne tenue. L'impaction est le temps fastidieux de l'intervention (1000 coups de marteau) (Figure 12).

Pour Gordon [29], l'effet de compression améliore la consolidation, ce qui contre-indique les techniques de compression en *reverse reaming*. La bonne incorporation de tel greffons a été vérifiée par prélèvements anatomopathologiques chez l'animal [80] et chez l'Homme [34,78,96].

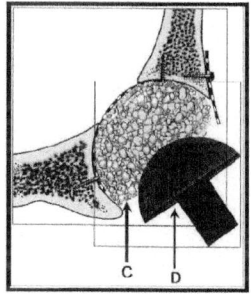 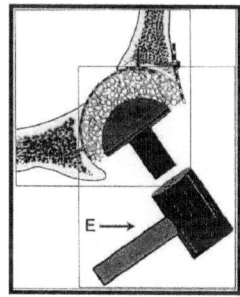 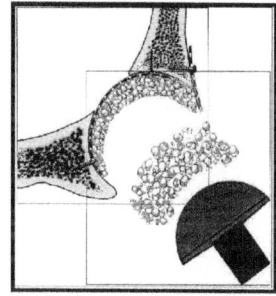

Figure 12 : Montée en pression des greffons, par couches successives, C : greffe avant compaction, D : impacteur hémisphérique, E : Compression au marteau (schéma W. Schreurs)

Le cotyle définitif était enfin scellé (Figure 13) soit dans le lit de la greffe, soit dans le renfort avec du ciment basse viscosité (réalisant alors un appui mixte anneau-spongieux).

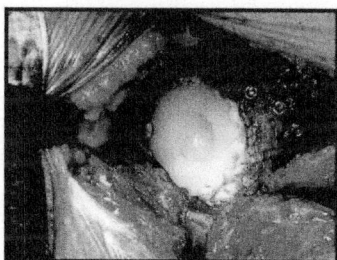 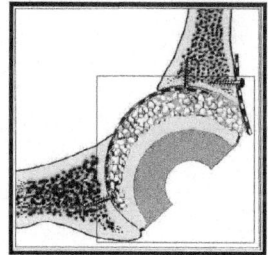

Figure 13 : Scellement du cotyle définitif

(schéma W. Schreurs)

5.2.5. Evaluation clinique

Les patients avaient une évaluation clinique préopératoire puis postopératoire immédiate, à 3 mois, 6 mois, 1 an et suivi tous les ans. Les patients non revus régulièrement ont été convoqués pour une évaluation clinique et radiologique. Les données cliniques pré, per et postopératoires étaient disponibles à partir de la base de données spécifique du service. Cette base de données est renseignée de manière prospective.

L'évaluation clinique a fait appel à la classification fonctionnelle de Charnley [16] (Annexe 1) et à la classification de Postel et Merle d'Aubigné [59] (score PMA) (Annexe 2). Concernant le score PMA, un bon résultat totalise de 16 à 18 points, un résultat moyen de 13 à 15 points et un mauvais résultat est en dessous de 13 points.

Les items peropératoires retenus étaient les suivants : la durée opératoire, le mode et la durée d'anesthésie, la voie d'abord, les lésions cotyloïdiennes après préparation, le type des implants utilisés, le type de greffe et sa quantité.

Les suites postopératoires et la survenue de complications durant le suivi ont été notées. Ont été considérés comme perdus de vue les patients non revus après 12 mois postopératoire. Les patients repris avec dépose ou changement de cotyle ont été considérés comme un échec clinique.

5.2.6. Evaluation radiologique

Les radiographies (bassin de face en charge, hanche en face et profil) préopératoire, postopératoire immédiate (moins d'1 mois après l'intervention) et les contrôles annuels ont été retenus.

Un bilan par scanner a été réalisé chez les patients opérés plus récemment quand l'évaluation des lésions sur cliché standard était douteuse. Ce bilan n'était pas suffisamment systématique pour le faire entrer dans la série.

Les radiographies ont été scannées sur un scanner spécifique, à une résolution de 300 pixels par pouce (Sierra plus®, Vidar System Corporation™). Les mesures ont été rapportées à l'échelle grâce à la mesure du diamètre de la bille prothétique, ce diamètre étant connu.

5.2.6.1. Evaluation préopératoire des lésions

Les lésions cotyloïdiennes préopératoires ont été classées selon les classifications Sofcot et Paprosky.

5.2.6.2. Surveillance radiographique

5.2.6.2.1. Restauration de la mécanique articulaire

La reconstruction a été analysée sur les clichés postopératoires immédiats. Le but était de savoir si le centre de rotation de hanche retrouvait une position anatomique. Cette mesure a été réalisée chez les patients à hanche controlatérale saine (47 hanches). La position du centre idéal de hanche est controversée. Nous avons retenu comme centre idéal : le centre de la hanche controlatérale, quand celle-ci était saine.

<u>Méthode de mesure</u> (Figure 14) :
Les mesures du suivi radiologique ont été réalisées de manière semi-automatisée avec le logiciel Imagika® (CMC software®).

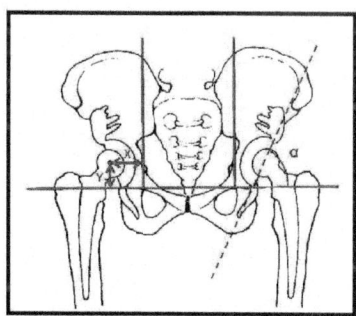

Figure 14 : Mesures réalisées pour suivre les migrations du cotyle

La ligne horizontale de référence était la ligne passant par les U radiologiques. Quand ceux-ci n'étaient pas visibles, nous avons pris le point de croisement entre la ligne ilio-ischiatique de Köhler et la ligne de la partie inférieure de la branche ilio-pubienne de Shenton.

Le centre du cotyle était repéré par le centre de la tête fémorale.

Le centre de la tête fémorale controlatérale si elle était saine (centre idéal) était noté.

L'abscisse et l'ordonnée du centre étaient alors notés.

L'inclinaison de la cupule sur l'horizontale était mesurée en prenant comme repère le fil métallique inclus dans le polyéthylène à sa périphérie et la ligne des U.

5.2.6.2.2. Evolution des implants

Il était cherché une fracture des implants, une usure, une fracture des vis, grille ou anneau. Un éventuel problème sur le fémur était recherché.

5.2.6.2.3. Evolution des interfaces

Il était évalué l'interface os hôte-os greffé. Les interfaces greffe-ciment et ciment-cotyle étaient évaluées dès que possible.

5.2.6.2.4. Evolution de la trame

L'évaluation de la trame consistait surtout à analyser l'aspect de la greffe. Nous avons utilisé les critères d'Oakeshott [64] (trabéculations, densification, homogénéité de la greffe, lyse).
La présence de chambre de mobilité, de modification des armatures, des vis et des grilles était également recherchée.

5.2.6.2.5. Mobilisation

L'évaluation radiographique était basée sur l'analyse des radiographies comparables du bassin de face, réalisées à intervalles réguliers pour chaque patient. Le bilan radiologique était incomplet pour 7 patients (pas de bassin de face ou clichés de qualité médiocre).

La mobilisation était recherchée en comparant les coordonnées du centre du cotyle (sur les références décrites précédemment) à chaque contrôle.

Les patients ayant une migration de plus de 4 mm du cotyle ou une bascule de plus de 5° ont été considérés comme ayant une mobilisation.

5.3. Méthodologie statistique

L'ensemble de ces données a été colligé sur un tableur Excel (Microsoft®) et analysé avec le logiciel Statview 5.0 (SAS Institute®). Le niveau de signification retenu était de 5%. Les variables qualitatives ont été analysées par les distributions de fréquence. Les variables quantitatives ont été analysées par la moyenne, médiane, écart-type et les extrêmes. La comparaison des variables qualitatives a été réalisée par un tableau de contingence des pourcentages conditionnels. La signification de l'association a été analysée par le test du Chi². La distribution des variables quantitatives a été analysée par un test Z pour 2 groupes ou une ANOVA pour plusieurs groupes. Les courbes de survies ont été calculées selon la méthode actuarielle de Kaplan et Meyer. L'association de corrélation de 2 variables quantitatives a été vérifiée par le test de cœfficient de corrélation des rangs de Spearman.

6. RESULTATS

6.1. Données préopératoires

6.1.1. Clinique

Les caractéristiques générales de la série sont résumées dans le tableau 1.

Tableau 1: Caractéristiques générales de la série

		Total
Nombre de patients revus		110/118 (93%)
Délai de révision		36,7 mois
Age moyen		59 ans (25 à 84)
Sexe		63 Femmes
		45 Hommes
Côté		54 Droit
		56 Gauche
Morphologie	Taille	166 cm (136 – 192)
	Poids	71 kg (40 – 115)
	BMI	25,8 (16 – 55)

Le diagnostic motivant la première implantation était:

- 36 coxarthroses essentielles ;
- 26 coxarthroses sur séquelles de hanche malformative de l'enfance (dysplasie, LCH, protrusion, ostéochondrite, chondrodystrophie) ;
- 20 nécroses aseptiques ;
- 16 séquelles de fractures du cotyle ;
- 6 arthrites inflammatoires ;
- 4 non précisés ;
- 1 séquelle d'arthrite tuberculeuse ;
- 1 tumeur maligne (chondrosarcome).

L'âge moyen à la première implantation était de 43 ans (14-82). Le nombre de reprise avant celle-ci était en moyenne de 1 (Figure 15).

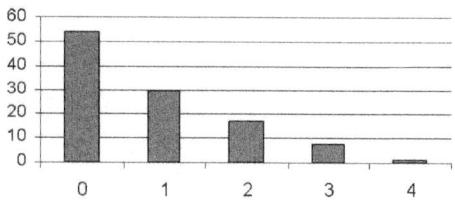

Figure 15 : Nombre de reprises précédant la reconstruction du cotyle

L'indication de la reprise était, pour 85%, un descellement aseptique et, pour 15%, un descellement septique. Les descellements septiques ont été traités en 2 temps.

Le score fonctionnel de Charnley était :
- 37 A ;
- 50 B :
  - B1 : 13 ;
  - B2 : 37 ;
- 23 C.

Le score PMA préopératoire moyen global était de 11,7 (5 à 18). Il se composait des items suivants :
- douleur : 3 (1 à 6) ;
- mobilité : 5,3 (1 à 6) ;
- stabilité : 3,5 (2 à 6).

6.1.2. Radiologique

Les lésions cotyloïdiennes n'ont pu être établies pour 6 patients (absence de radiographie préopératoire).

Elles ont été classées selon la classification Sofcot :
- 3 Sofcot 1 ;
- 24 Sofcot 2 ;
- 51 Sofcot 3 ;
- 26 Sofcot 4.

Elles ont été classées selon Paprosky :
- 1 Stade 1 ;
- 54 Stade 2 :
    - 2A : 19 ;
    - 2B : 28 ;
    - 2C : 7 ;
- 59 Stade 3 :
    - 3A : 24 ;
    - 3B : 25.

6.2. Données opératoires

6.2.1. Données générales

L'anesthésie était générale dans 106 cas, une rachianesthésie dans 3 cas et une péridurale dans 1 cas. La durée moyenne de l'intervention était de 195 minutes (90-450). Les pertes sanguines moyennes peropératoires ont été estimées en moyenne à 1400 ml (Figure 16).

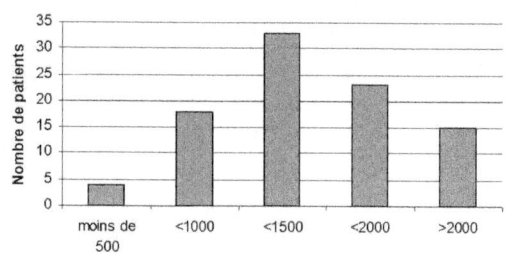

Figure 16 : Estimation des pertes sanguines peropératoires

Des prélèvements peropératoires ont été systématiquement effectués. Ils sont revenus positifs pour 8 patients : 3 positifs à corynebacteries (*propionibacterium acnes*), et 5 à staphylocoques (2 *Staphylococcus Aureus*, 3 *Staphylococcus Epermidis*). Aucun de ces patients n'avait d'antécédent septique. Tous ces patients ont eu une antibiothérapie postopératoire orale pendant 3 mois, guidée sur les données de l'antibiogramme. Il n'y a eu aucun geste ultérieur, ni de mobilisation du matériel chez ces patients.

6.2.2. Technique chirurgicale

6.2.2.1.Abord

La reprise était unipolaire cotyloïdienne dans 64 cas et bipolaire cotyloïdienne et fémorale dans 46 cas.

La voie d'abord utilisée était antérieure (Hueter ou Smith-Petersen) dans 76 cas, postéro-externe (Moore) dans 31 cas et 1 trochantérotomie dans 3 cas.

6.2.2.2.Matériel implanté

Le diamètre des cotyles implantés était de 48 (40-60) (Figure 17). Pour l'ensemble de la série, il s'agissait de cotyles polyéthylène type Charnley. Ces cotyles étaient cimentés avec un ciment basse viscosité.

47

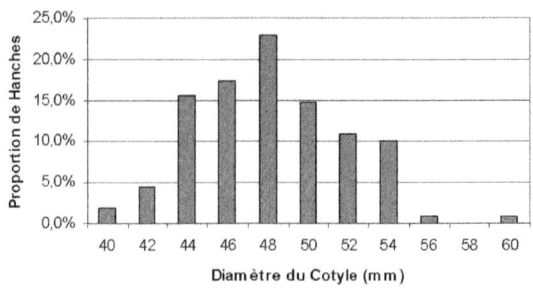

Figure 17 : Proportion et taille des cotyles implantés

La tête métallique implantée était de diamètre 22 mm dans 54 cas, 26 mm dans 11 cas et 28 mm dans 44 cas. Le diamètre de la tête était préférentiellement de 22 mm pour des cotyles de moins de 50 mm, de 26 au delà. Si le fémur n'était pas changé, la taille du cône morse imposait la tête de 28 pour les cônes morse larges. Evidemment la tête était imposée dans les cas de fémur monobloc non repris.

La longueur de col était de -5 pour 3 cas, col 0 pour 37 cas, col +5 pour 62 cas et col +10 pour 3 cas.

La reconstruction s'est faite avec (Figure 18) :
- une grille (58 cas) (fond de cotyle, sourcil cotyloïdien ou mixte) ;
- un anneau de soutien (49 cas) :
  - o 44 anneaux de Burch-Schneider :
    - 35 Burch-Schneider seuls ;
    - 6 Burch-Schneider + treillis de fond de cotyle ;
    - 3 Burch-Schneider + treillis pour sourcil cotyloïdien ;
  - o 5 anneaux de Müller :
    - 3 Müller seuls ;
    - 2 Müller + treillis de fond de cotyle ;
- aucun autre matériel (3 cas).

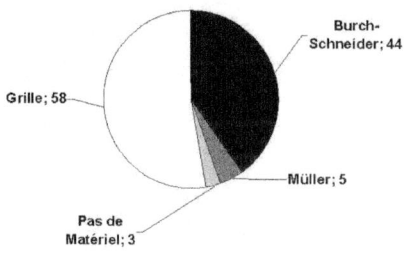

Figure 18 : Matériel implanté

6.2.2.3.Type de greffe

Il s'agissait d'allogreffe dans 101 cas et de greffe mixte (allogreffe + autogreffe) dans 9 cas. Il n'y a pas eu de mise en place de substitut osseux dans la série.

Nous avons utilisé des allogreffes de tête fémorale prélevées lors des arthroplasties de hanches de première intention. Ces têtes fémorales n'ont pas été irradiées. La banque osseuse assurant le recueil, la distribution et sécurisant les dons était la banque osseuse de l'hôpital Saint-Louis (Paris).

Le nombre moyen de têtes de banque utilisées était de 2. (1-4) (Figure 19).

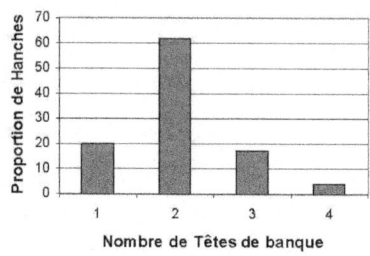

Figure 19 : Quantité de têtes de banque implantées par intervention

49

Les lésions topographiques ont été notées selon leur aspect peropératoire après la préparation du cotyle. Elles étaient considérées comme insuffisantes quand il manquait une partie du secteur concerné et fragiles quand le secteur était présent mais fin. Les résultats sont reportés dans le tableau 2.

Tableau 2 : Résultats de la classification peropératoire

	Paroi Antérieure	Paroi Postérieure	Toit	Arrière Fond
Fragile	36	34	18	33
Insuffisant	56	65	81	63
Normal	18	11	11	14
Total	**110**	**110**	**110**	**110**

6.2.3. Suites opératoires

Les suites postopératoires ont été simples chez 69% de hanches opérées. Les complications chirurgicales étaient :

- 7 paralysies du nerf sciatique poplité externe (au recul : 4 récupérations complètes, 2 déficits partiels du jambier antérieur mais sans utiliser un releveur, 1 déficit complet avec suspicion de conflit au niveau de la hanche entre matériel et nerf sciatique) ;
- 4 infections précoces, dont 3 ont été synovectomisées et lavées et 1 déposée, (patient en grand choc septique avec décès). Parmi les 3, toutes étaient en place au recul, mais l'une d'entre elles avait développé des ossifications Brooker IV ;
- 11 luxations (2 hanches opérées par voie postérieure et 9 par voie antérieure) au recul, dont 2 sont restées récidivantes ;
- 1 fracture de malléole interne en rapport avec la table orthopédique ;
- 1 hypoesthésie du périnée en rapport avec l'utilisation de la table orthopédique (compression du périnée sur le pelvi-support lors d'une intervention longue)
- 3 complications cutanées dont 1 ayant été reprise au bloc, sans infection.

Les complications médicales n'ont pas été comptées en raison d'un manque d'exhaustivité (anémies postopératoires avec transfusion, phlébites, troubles urinaires).

18 patients sur 110 avaient un défaut de longueur persistant, mais nous n'avons pas recherché le défaut de longueur préopératoire.

6.3. Recul

Durant l'évolution, 13 hanches ont eu une dépose de cotyle. Huit patients (8 hanches) avaient un suivi de moins de 12 mois et ont été considérés comme perdus de vue. Ces 8 patients étaient ceux opérés plus récemment, et n'ayant pas encore effectué leur contrôle à 12 mois. Au total, il restait, pour l'évaluation clinique, 97 hanches (95 patients) au recul moyen de 36,7 mois (12-97).

6.3.1. Analyse clinique

Sur les 97 patients suivis non déposés, le score PMA était de 16,5/18 (9–18), le gain moyen sur le score total était de : +4,9 points. Les items du score étaient (Figure 20) :
- pour la douleur de 5,4 (1–6) ;
- pour la mobilité de 5,7 (2-6) ;
- pour la stabilité de 5,4 (1–6).

Ces résultats étaient tous significativement améliorés par rapport au score préopératoire (p<0,0001).

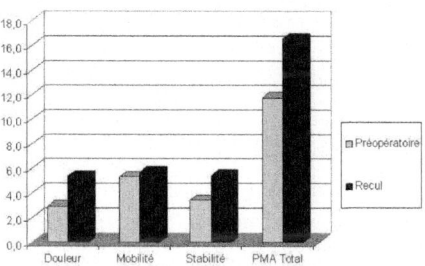

Figure 20 : Moyenne des différents items du score PMA (préopératoire et postopératoire)

6.3.2. Analyse radiologique

6.3.2.1. Restauration de la mécanique articulaire

La hauteur moyenne du cotyle prothétique était de 22,9 mm contre 18,4 mm pour le côté sain (ascension moyenne de 6 mm) (p<0,05).

La latéralisation moyenne du cotyle prothétique était de 29,8 mm contre 30,8 mm pour le côté sain (p=0,30).

L'inclinaison radiologique du cotyle par rapport à l'horizontale (ligne des U radiologiques) était en moyenne de 43° (34 à 64).

Sur le plan de la restauration de la hauteur (Figure 21), l'anatomie n'est pas totalement rétablie. Cependant l'écart moyen était de 6 mm, donc faible. La présence d'une armature n'a pas diminué cet écart.

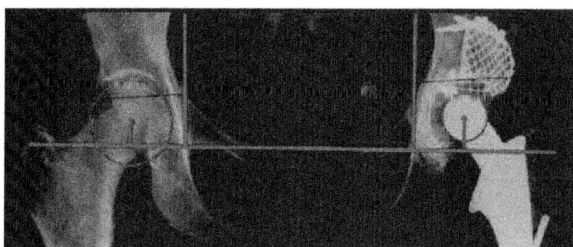

Figure 21 : Un bon résultat anatomique

6.3.2.2. Analyse du matériel

L'analyse du matériel est un point clef du suivi. En effet, les interfaces n'étant que très peu visibles, il faut s'attacher à rechercher tout signe indirect de descellement notamment la faillite du matériel.

52

Vis d'ancrage :

Nous n'avons pas retrouvé de rupture des vis, ni de chambre de mobilité, que ce soit des vis de fixation d'armature de soutien ou bien des vis de fixation de grillage.

Grillage :

Nous avons retrouvé des modifications du grillage 5 fois, dont 2 étaient en rapport avec une mobilisation du cotyle. Pour les 3 autres, la modification était minime, elle est survenue précocement puis s'est stabilisée.

Armature de soutien :

Il n'y a pas eu de rupture des armatures, notamment au point charnière à la partie supérieure.

Parmi les anneaux de Burch-Schneider, la queue du Burch était exo-ischiatique dans 2 cas, intra-ischiatique dans 25 cas et endo-ischiatique dans 17 cas.

Sur les 44 anneaux de Burch-Schneider, 17 avaient une petite chambre de mobilité autour de la queue (11 étaient intra-ischiatiques (11/25) et 6 endo-ischiatiques (6/17)), se traduisant par un liseré visible autour de la queue lors de sa traversée corticale. Parmi ces liserés, 1 seul était lié à une mobilisation, la greffe dans ce cas était hétérogène.

Cette chambre de mobilité traduit la différence de rigidité entre l'anneau (rigide) et le bassin osseux (plus souple). La fixation au toit étant rigide, seule la patte implantée en dedans de l'ischion peut se mobiliser.

Nous n'avons pas mis en évidence de corrélation de cette image avec une survenue d'échec ou de mobilisation de pièces.

Usure :

Nous avons recherché une usure en mesurant, de manière automatisée, la distance séparant le centre du cotyle prothétique et le centre de la bille. Nous avons obtenu une valeur de moins de 1 mm ce qui est de l'ordre de la précision de la mesure.

6.3.2.3. Analyse des interfaces - Liserés

L'interface cotyle-ciment n'est pas analysable du fait des superpositions dues à la présence de matériel.

En revanche, l'interface os receveur-greffe était bien visible, notamment sur la zone du toit. Il a été retrouvé 7 liserés os receveur-greffe non évolutifs, sans mobilisation du cotyle. Ces liserés étaient présents en postopératoire immédiat.

6.3.2.4. Trame osseuse

L'interprétation de la réhabitation de la greffe était parfois rendue difficile par la présence de matériau (10 cas). Nous avons classé l'aspect de la greffe : solide (travées osseuses) (Figure 22), densification sans travées, hétérogène (plages hypo et hyperdenses) et lyse.

Au recul, il y avait : 25 greffes solides (travées osseuses), 20 densifications sans travées, 25 hétérogènes (plages hypo et hyperdenses), 7 lyses et 10 greffes non visibles.

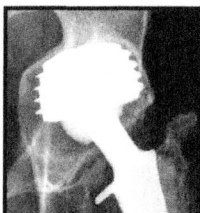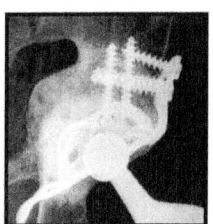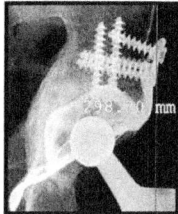

Figure 22 : Reconstruction d'un descellement Paprosky 3B par greffe et anneau de Burch. Bonne intégration de la greffe. Contrôle à 28 mois

6.3.2.5. Mobilisation radiologique

Sur les 90 patients au dossier complet, 7 patients avaient une mobilisation radiologique de plus de 4 mm ou 5 degrés. Parmi ces patients, 1 seul avait un cotyle descellé dont la reprise chirurgicale était indiquée et programmée. Cet échec est survenu sur un montage par grille à 97 mois de recul chez un patient atteint de polyarthrite rhumatoïde.

Parmi les 6 autres : tous avaient un périmètre de marche illimité, sans cannes. La douleur était nulle pour 4, légère pour 1 et modérée pour 1. Leur score PMA moyen était de 15,3/18 (12-18). Le score PMA le plus faible était lié à une raideur sur ossification Brooker III. Parmi ces 6 mobilisations précoces, 5 étaient montés avec du grillage et 1 par armature (Burch).

Nous avons compté par ailleurs 2 ascensions minimes de moins de 4 mm (chez un patient avec grillage et un patient avec une armature de Burch).

Ces mobilisations précoces ne sont pas considérées comme un descellement, et ont simplement été sujettes à une surveillance.

6.3.2.6.Problèmes hors cotyle

Ossifications :
Nous avons recherché et classé les ossifications péri-articulaires selon Brooker. 77 % des patients étaient Brooker 0, 11% Brooker I, 2% Brooker II, 3% Brooker III et 2% Brooker IV.

Problèmes fémoraux :
8 fémurs présentaient des modifications radiologiques, sans corrélation avec les échecs cotyloïdiens :
- 1 a été repris pour ostéotomie (défaut d'antéversion) ;
- 4 avaient un granulome en zone 7 ;
- 1 lyse de greffon de fémur reconstruit par la méthode d'Exeter ;
- 1 enfoncement de tige ;
- 1 pseudarthrose trochantérienne.

6.4. Reprises

6.4.1. Reprises sans dépose du cotyle

Lors du suivi, ont été pratiquées 5 réinterventions concernant le fémur (descellement, ostéotomie fémorale, changement de tige) et une ablation de matériel d'ostéosynthèse (fil de trochantérotomie). Il n'y a eu aucune réintervention concernant spécifiquement le cotyle.

6.4.2. Reprises avec dépose du cotyle

6.4.2.1. Indications des déposes

Il y a eu 13 déposes. Les indications de déposes étaient :
- 7 descellements : 6 migrations du matériel et 1 cotyle descellé, changé lors d'une reprise pour raison fémorale ;
- 2 luxations récidivantes (patients opérés par voie antérieure) ;
- 4 infections :
  - o 1 précoce, déjà mentionnée, nécessitant la dépose du matériel en urgence, ce patient est décédé à 2 mois postopératoire.
  - o 3 tardives, dont 2 sur réveil infectieux ancien.

La dépose a été réalisée en moyenne à 20 mois postopératoire.

6.4.2.2. Devenir des cotyles déposés

Parmi les 7 reprises pour descellement, la technique a été :
- **4 fois par un cotyle impacté sans ciment ;**
- 2 fois regreffée par la même technique en y ajoutant un anneau de Burch ;
- 1 fois par une mise en résection de hanche (le patient avait eu précédemment un échec de bassin de banque).

Les infections tardives ont toutes été déposées.

Les reprises pour luxations récidivantes ont eu un cotyle cimenté double mobilité, sans greffe osseuse complémentaire et sans retirer le renfort.

6.4.2.3.Facteurs prédictifs d'échecs

Nous avons recherché des facteurs prédictifs des déposes :
- sepsis ancien : la présence de sepsis dans l'histoire du patient était significativement corrélée à un échec. En effet, parmi les 13 déposes, 6 avaient un antécédent infectieux sur leur hanche, même si seules 2 étaient véritablement un réveil infectieux (p<0,05) ;
- le nombre de reprises : les prothèses déposées avaient eu en moyenne 1,4 interventions contre 0,75 pour le groupe sans dépose (p<0,03) ;
- l'incorporation de la greffe : l'interprétation de la greffe n'a pu être effectuée de façon satisfaisante que dans 83 hanches. Parmi les 6 hanches avec démontage, il existait une lyse de la greffe pour 3, une greffe hétérogène pour 1, une greffe dense pour 1 et solide pour 1 (p=0,007) ;
- l'âge à la reprise : les patients en échec pour démontage étaient significativement plus jeunes que les patients sans démontage (51 ans *vs* 59 ans, p=0,04).

Par ailleurs, il existait une corrélation entre les antécédents de sepsis et le nombre d'intervention (70% des patients ayant un antécédent septique avaient eu au moins 2 interventions) (p<0,0001).

6.4.3. Courbes de survie

L'analyse de survie (Figure 23) en tenant compte des déposes quelle que soit l'indication donnait 80,8% de survie à 97 mois (IC5% : 70,6–90,9%).

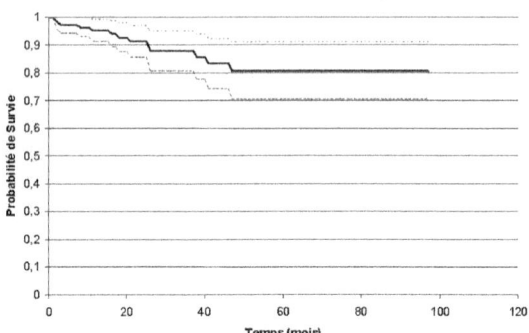

Figure 23 : Survie actuarielle, critère d'échec = toute dépose de cotyle

Si l'on ne considérait que les reprises pour migration du cotyle, ce taux de survie était de 88,2% (79,3–97,1) à 97 mois (Figure 24). Nous n'avons pas pu prendre en compte la patiente en démontage avec une grille car c'est la patiente ayant le plus grand recul.

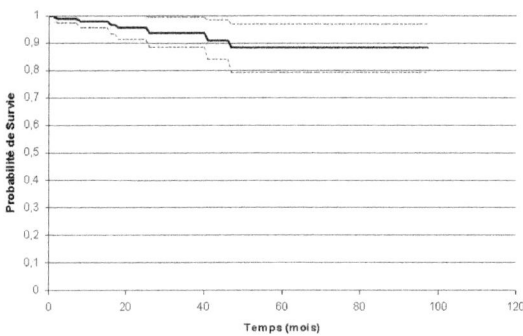

Figure 24 : Survie actuarielle, critère d'échec = dépose pour mobilisation du cotyle

6.5.Analyse selon le montage

Nous avons comparé 2 groupes de patients : ceux qui avaient eu une reconstruction avec anneau de soutien (Burch-Schneider ou Müller) (Groupe Renfort) et ceux qui n'avaient pas eu de soutien (grille ou rien) (Groupe Sans Renfort).

Il y avait 61 patients dans le Groupe Sans Renfort et 49 dans le Groupe Renfort.

6.5.1. Bilan préopératoire

Les caractéristiques de la série sont résumées dans le tableau 3. Il n'y avait pas de différence quant à la pathologie initiale et l'indication de la reprise. De même, il n'y avait pas de différence significative entre les groupes quant aux lésions cotyloïdiennes (Sofcot, Paprosky ou classification peropératoire).

6.5.2. Technique opératoire

La durée d'anesthésie et les pertes sanguines étaient identiques. Le nombre de têtes de banque utilisées était identique. Le nombre de fémur repris n'était pas significativement différent selon les groupes (39% Groupe Renfort, 44% Groupe Sans Renfort).

Tableau 3 : Caractéristiques des 2 groupes

			Groupe Renfort N = 49	Groupe Sans Renfort N = 61	
Age à la reprise			64	60	p=0,10
Côté	Gauche		23	33	p=0,45
	Droit		26	28	
Sexe	Masculin		27	22	**p=0,011**
	Féminin		19	42	
BMI (Kg/m²)			26	25	p=0,39
Classe fonction nelle Charnley	A		19	18	p=0,75
	B		17	27	
	C		9	14	
PMA préopératoire			11,5	11,8	p=0,37
PMA au recul			16,7	16,2	p=0,29
Lésion initiale	Paprosky	1	0%	1%	p=0,68
		2	51%	53%	
		3	49%	46%	
	Sofcot	1	0%	5%	p=0,28
		2	20%	25%	
		3	49%	49%	
		4	31%	21%	
Recul			24 mois	45 mois	**p< 0,0001**

6.5.3. Suites immédiates

Le protocole de reprise d'appui était plus en faveur du Groupe avec Renfort. Dans ce groupe, l'appui complet était repris à 45 jours pour 57% des hanches. Dans le Groupe Sans Renfort, 95% des patients ont pu reprendre l'appui complet après le $90^{\text{ème}}$ jour. Ces données étaient significatives (p<0,0001). De même, l'appui partiel était plus souvent donné aux patients avec renfort. Rappelons que la proportion de fémur repris était identique dans les groupes.

6.5.4. Résultats au recul

Le score PMA au recul était identique dans les 2 groupes.

Dans le Groupe avec Renfort (n=49), il y a eu 4 déposes et 1 migration radiologique. Les indications des déposes étaient

- 1 reprise pour migration (échec mécanique à 18 mois sur un montage exo-ischiatique) : il a été effectué une reconstruction par cotyle impacté dans la greffe ;
- 1 sepsis ;
- 2 luxations récidivantes.

La survie hors sepsis, dans ce groupe, était de 92,8 % à 24 mois.

Dans le Groupe Sans Renfort (n=61), il y a eu 9 déposes et 6 mobilisations radiologiques. Les indications des déposes étaient :

- 6 démontages ;
- 3 sepsis (1 postopératoire et 2 secondaires).

La survie hors sepsis, dans ce groupe était de 91,3 % à 24 mois.

La différence de survie à 24 mois entre les 2 groupes n'était pas significative. Cependant, il y a eu plus de démontages dans le Groupe Sans Renfort que dans le Groupe avec Renfort (p<0,02). Ces résultats sont à modérer au vu de la différence de recul.

7. DISCUSSION

7.1.Critique méthodologique

Cette série possède l'avantage de suivre un nombre relativement important de reprises cotyloïdiennes.

Dans notre service, cette technique était utilisée quand un cotyle impacté sans ciment ne pouvait pas avoir une fixation primaire stable. L'avantage d'une telle attitude est d'être reproductible, l'indication est donc homogène, elle n'étudie que des défects importants. L'inconvénient est logistique : l'absence de prévisibilité oblige à avoir toutes les options en salle le jour de l'intervention, notamment de l'allogreffe en quantité suffisante.

Cette série repose sur la réalisation d'un concept de reprise par greffe spongieuse morcelée impactée avec cotyle cimenté. On peut lui reprocher de regrouper différentes variantes (avec ou sans armatures, différents types de grillage) sans randomisation. Cependant, une telle randomisation est très difficile à pratiquer dans ce type de chirurgie de reprise. A notre connaissance, il n'existe aucune série de ce type de reprise dans la littérature comparant des groupes randomisés.

Nous avons pu comparer les groupes car il s'agit d'une série continue avec une indication identique du geste (basée sur l'analyse peropératoire de la perte osseuse). Le faible recouvrement des patients opérés avec par une technique sans armature (grille) puis avec armature (Burch-Schneider et Müller) fait de cette série une série à 2 groupes comparatifs successifs (Figure 25). La première implantation de Burch s'est effectuée en juin 2002 et sa mise en place est systématique depuis mai 2005.

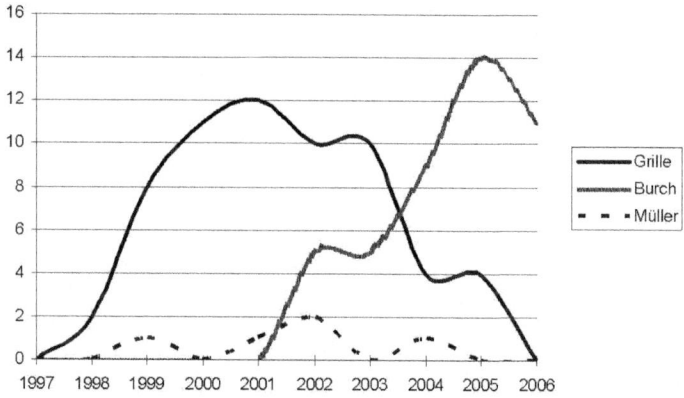

Figure 25 : Evolution du nombre de poses selon le matériel implanté
(histogramme lissé)

7.2. Aspects techniques

7.2.1. Voie d'abord

La voie d'abord antérieure a été la voie majoritairement utilisée. Elle était utilisée quand il n'y avait pas de geste fémoral nécessitant la réalisation d'une voie postérieure.

Notre série est la seule à avoir regroupé des reprises principalement par voie d'abord antérieure. Elle prouve la faisabilité technique de réaliser une reprise même difficile, par cette voie, le seul facteur limitant étant le geste fémoral.

Les ossifications ont été peu nombreuses, contrairement a ce qui a pu être reproché à la voie de Smith-Petersen. Les ossifications péjorent le résultat final en diminuant les mobilités.

Les 11 luxations postopératoires précoces ne sont pas passées au stade de luxation récidivante hormis 2 cas. Le nombre de luxation de cette série recoupe les données de la littérature : Fackler [26] observe 1,8% en première intention contre 20,8% à la reprise. Une étude américaine transversale [56] sur 13500 patients montre que le risque de luxation dans les 3 mois postopératoires est de 3,1% pour les PTH de première intention et 8,4% pour les reprises. La voie antérieure possède un avantage sur la stabilité principalement dans les arthroplasties posées en première intention et non en reprise.

7.2.2. Résultat clinique

Le score PMA n'étant pas spécifique du cotyle, nous n'avons pas retenu comme critère d'échec du montage un score PMA bas. Les résultats de cette série confirment l'efficacité clinique de la technique, quel que soit le montage. L'efficacité clinique est commune à tous les auteurs.

7.2.3. Greffe

La greffe osseuse permet d'augmenter le stock osseux. Ceci parait primordial, dans les pertes osseuses importantes. En effet, si le stock osseux n'est pas reconstitué, les signes radiographiques de descellement apparaissent entre 4 et 5 ans selon Kavanagh[49] et la qualité du résultat est diminuée à long terme [62,72].

Le greffon est le plus souvent de l'allogreffe car l'autogreffe n'est pas disponible en quantité suffisante. Les inconvénients généraux de l'allogreffe sont : le risque de transmission de maladies, ainsi que le coût en terme de durée opératoire et de mise à disposition. Ce risque est diminué par la sélection des donneurs, le bilan sérologique et la préparation des greffons (viro-inactivation). L'irradiation diminue le risque infectieux mais au prix d'une modification des propriétés du greffon. Nous n'avons pas utilisé de greffons irradiés dans la série.

La greffe peut être réalisée sous plusieurs formes : greffons cortico-spongieux massifs ou greffons spongieux. Les greffons structuraux s'adressent aux pertes importantes de substance segmentaire. La greffe spongieuse, quant à elle, s'adresse aux pertes de substance cavitaire et a une place dans des pertes de substance segmentaire plus modeste. Les avantages de chaque type sont résumés dans le tableau 4.

Les inconvénients de la greffe massive sont liés à sa consolidation inconstante : de 40% pour Judet [46] à 87% pour Lazennec [53]. Par ailleurs, indépendamment de la consolidation, il existe un certain degré de résorption (jusqu'à 77% pour Lazennec [53]).

Tableau 4 : Caractéristiques des différents types de greffons

	Greffe spongieuse	Greffe massive
Réhabitation	Très bonne	Discutée
Tenue mécanique	Faible	Bonne
Résorption	Faible	Discutée
Contact avec l'os hôte	Meilleur comblement des anfractuosités Meilleure surface pour cimentage	
Risque infectieux	Faible (3,4%) [31]	Plus élevé (6,8%) [31]

Irradiation de la Greffe :

Certaines banques osseuses réalisent une irradiation des greffons. La greffe osseuse est irradiée à une dose de 25 kiloGray (kGy). L'irradiation entraîne une libération de radicaux libres d'oxygène entraînant une toxicité pour les cellules restantes. Les avantages de l'irradiation sont donc de diminuer le risque infectieux et de diminuer la réaction inflammatoire chez le receveur (l'absence de cellules du donneur entraîne une baisse de la réaction immunitaire).

Cependant, les radicaux libres peuvent détruire les liens covalents au sein des fibres de collagène, même si les techniques actuelles luttent contre cet inconvénient (lavage des lipides et irradiation à froid). Il en résulte une diminution de l'élasticité des greffons qui deviennent plus cassants [60], ce qui se traduit cliniquement par un risque augmenté de fracture de fatigue [36,55].

Les têtes fémorales de la banque osseuse de l'hôpital Saint-Louis ne sont pas irradiées. Nous n'avons pas eu de contamination secondaire aux allogreffes.

7.2.4. Armature

Deux séries ont utilisé des anneaux de Müller (Kempf [6], Zehntner [101]) et ont conclu aux résultats moindres des anneaux de Müller dans les grandes pertes de substance osseuse. En effet, cet anneau n'a un appui que sur le toit et ne ponte pas le cotyle sur son diamètre cranio-caudal. C'est la raison pour laquelle, nous nous sommes tournés vers un bouclier de Burch-Schneider qui permet une fixation extra cotyloïdienne stable (grâce à son appui ischiatique et sur le toit) et possède une rigidité intrinsèque élevée.

Les armatures type croix de Kerboull ont un intérêt dans le recentrage anatomique. Mais cet anneau a une souplesse et se casse fréquemment au niveau de son crochet. De plus, ces armatures nécessitent une échancrure intacte afin de stabiliser le crochet.

Rôle de l'armature dans la littérature :
C'est le point le plus controversé, aucune série ne tranche sur cette question. Sur les greffes massives, la présence de l'armature donne de meilleurs résultats. Concernant les greffes spongieuses, dans les défects cavitaires, l'armature n'est pas nécessaire, mais notre série montre que la reprise d'appui est plus précoce. Si les lésions sont segmentaires, l'association armature de soutien avec une greffe spongieuse a les mêmes résultats qu'une greffe massive et armature. Il apparaît dans ces 2 cas qu'une armature pontant le défect est plus stable.

Nous avons comparé dans notre série les 2 groupes de patients (avec ou sans armature). Les groupes différaient malheureusement de manière significative dans la répartition par sexe, mais le sexe n'a pas eu d'influence sur le résultat de la survie globale.

De même, les groupes différaient de manière significative dans la durée du suivi. En effet, les premières indications pour le montage avec un anneau de soutien étaient les personnes âgées et les personnes à l'os porotique. Le sentiment de sécurité apporté par l'adjonction d'une structure rigide et l'absence de démontage ont conduit à la mise en place systématique d'une armature dans cette indication.

Le nombre de dépose pour démontage a été significativement moindre pour les anneaux de Burch que pour les grilles simples. De manière analytique, le seul démontage observé avec un anneau de Burch, était secondaire à une erreur de technique (anneau exo-ischiatique avec vissage de la patte dans l'ischion).

De même, il y a eu moins de mobilisations radiologiques. Ces mobilisations étaient précoces et les résultats cliniques étaient bons.

La statistique pure ne permet pas de conclure formellement en raison du manque de recul du Groupe avec Renfort. Cependant, les résultats observés en terme de stabilité du montage sont en faveur du montage systématique. De plus, l'anneau permet un appui plus précoce.

Surveillance radiologique de l'anneau :
La présence d'un liseré sur la queue de l'anneau de Burch est fréquente (38% dans la série) et n'est pas péjorative. Elle est le reflet de l'élasticité cotyloïdienne contrastant avec la rigidité de l'anneau. L'anneau étant rigide, le jeu se situe dans la queue qui n'est pas fixée. Nous n'avons observé aucun problème dans la fixation supérieure, c'est un des points forts de ce type d'armature.

7.3. Place de notre série dans la littérature

La littérature est très riche à ce sujet. Nous avons sélectionné les séries publiées sur cette technique en excluant les arthroplasties de première intention, les cotyles non cimentés et les communications orales.

Nous obtenons une survie à 97 mois de 88,2% en ce qui concerne le descellement. Notre série s'inscrit dans la lignée des autres séries publiées dans la littérature (Tableau 5).

La difficulté de comparaison des séries est principalement liée à l'absence de classification commune à tous les auteurs. De même, les indications de la technique diffèrent selon les auteurs. La majorité des séries utilisent cette technique sur des cotyles avec défect cavitaires ou des lésions Paprosky stade 2, c'est-à-dire avec une perte de substance moyenne. Dans notre expérience, une proportion importante des cotyles avec une telle perte de substance est accessible à l'impaction d'un cotyle cimenté, cette technique ayant de meilleurs résultats (*cf* infra). Notre série est composée de 57% de stades Paprosky stade 3, donc de lésions très évoluées.

Cependant nous n'avons pas trouvé de relation statistique entre les lésions initiales et le risque d'échec. Si l'on considérait les lésions selon les stades Sofcot : les stades 2 avaient 92% de succès, les stades 3 : 83% et les stades 4 : 88% (p=0,75). Si l'on considérait les lésions selon les stades Paprosky : les stades 2 : 89% de succès et les stades 3 : 85% (p=0,60).

De même, il n'y avait pas de relation entre la classification peropératoire (lésions anatomiques observées pendant l'intervention) et le risque d'échec.

Il existait une corrélation (p<0,0001) entre les résultats de chaque classification (Paprosky, Sofcot, peropératoire).

Tableau 5 : Bibliographie

	Auteur	N	Age	Recul (années)	Abord (majoritaire-ment utilisé)	Type de Matériel	Survie (Dépose)	Survie (Descellement Aseptique)
Absence d'armature	2006 Comba [18]	131	66	4,3	Tr	Grille	97%	96%
	1998, Schimmel [80]	58	59	11,8	PL	Grille	92%	90%
	2003, Schreurs [86] (Polyarthrite rhumatoïde)	35	57	7,5	PL	Grille	83%	85%
	2004, Schreurs [82]	61	59	16,5	PL	Grille	82%	79%
	1991, Olivier [65]	32	66 ans	2,5	PL	Grille Eichler	94%	72%
	2004, Schreurs [83] (patient de moins de 50 ans)	41	37	17,5	PL	Grille	81%	71%
Présence d'armature	1999, Schatzker [79]	95	63	7,5	PL	Müller Burch	98%	89%
	Notre série (Garches)	110	59	3	Ant	Grille Burch	81%	88%
	1993, Müller	40	63	5	PL	Burch	76%	88%
	1999, Haddad [33]	45	61	5,3	PL	Rien Müller BS Harris	96%	79%
	1994, Zehnter [101]	27	73	7,2	PL	Müller	100%	66%
	2001, Kempf [6]	35	69	8,2	AL	Rien Müller Burch	68%	43%

PL : Postéro-Latéral
Ant : Antérieure
Tr : Trochantérotomie
AL : Antérolatérale

7.4.Analyse des déposes pour démontage

Les mobilisations secondaires étaient plus fréquentes quand la greffe n'était pas radiologiquement totalement consolidée. Cependant, la greffe dans ces cas avait consolidé pour une partie. En effet, parmi les 7 descellements repris pour démontage, un cotyle sans ciment a été implanté 4 fois.

La greffe possède donc une utilité mécanique et facilite la reprise. Mais la consolidation de la greffe n'est pas la seule responsable dans la survie de l'implant, car à type de greffe identique, le nombre de démontage était moindre quand le montage était rigidifié à l'aide d'une armature. Ce qui rappelle la règle d'allier tenue mécanique et biologie. Des séries ont rapporté des échecs des montages par anneaux de soutien sans greffe osseuse [75].

L'anneau empêcherait-il de dépister des descellements ? On peut se poser la question car il ne permet pas d'étudier les interfaces. Cependant, les fils repères du cotyle restent visibles et nous n'avons pas observé de mobilisation du cotyle dans l'armature. Nous pensons que l'anneau, en offrant une double interface ciment-métal et ciment-greffe, possède un rôle stabilisateur.

L'armature de soutien possède un rôle protecteur sur la greffe à la phase postopératoire : les contraintes permettent de protéger la greffe pendant la phase de consolidation. Au long cours, l'armature pourrait neutraliser une part du *stress sheilding* ce qui pourrait nuire à la pérennité du montage. Au recul dont nous disposons, il n'en est rien : l'aspect radiographique montre des travées, reflet de la transmission de contraintes.

Les antécédents de sepsis et le nombre d'interventions antérieures sur ces hanches multi opérées ont été un facteur péjoratif. Ces résultats sont liés car nous avons trouvé une relation significative entre le nombre d'intervention et le risque de sepsis. Ces deux facteurs entraînent une perte osseuse plus importante et diminuent probablement la qualité osseuse.

Les patients en échec étaient significativement plus jeunes. De la même façon, Schreurs [83] a de moins bons résultats chez les patients de moins de 50 ans que sa série globale [84]. Ces observations rejoignent les conclusions de Schmalzried [81] sur l'influence de l'âge. L'activité des patients jeunes étant plus importante, les implants sont plus vite arrivés à leur limite mécanique.

7.5. Choix du traitement

Nous comparons la technique de reconstruction par greffe morcelée impactée et cotyle cimenté aux autres techniques de reconstructions.

7.5.1. Techniques de reconstruction sans greffe

Ces technique sont : soit inefficaces et presque abandonnées ; soit destinées à des pertes de substance peu importantes (les résultats en sont par ailleurs très bons).

Les échecs :

Scellement itératif : les résultats sont mauvais même à court terme. Hunter [42] rapporte 51% de descellements à 6 mois, Kavanagh [49] : 25% de descellement à 5 mois. A moyen terme, Raut [74] rapporte 36% de descellements à 7 ans. Le scellement cotyloïdien massif est une alternative chez un patient ayant une espérance de vie faible. Mais on peut se poser alors la question de l'indication même de la reprise.

Scellement en position haute : les résultats sont bons sur le cotyle seulement. Un scellement en position haute répercute les problèmes sur le fémur : à 3 ans, Kelley [51] rapporte 25% de descellements fémoraux contre 5% de descellements cotyloïdiens.

Scellement et anneau de soutien : les résultats de cette technique sont décevants. Rosson et Schatzker [75] retrouvent 13% de reprises et 39% de lisérés à 5 ans.

71

Les cotyles vissés : ils ont été un échec, les résultats de ces cotyles sont mauvais et leur commercialisation est actuellement abandonnée (Engh [23] retrouve 22,4% d'échecs à 4 ans).

Les techniques intéressantes :

Elles n'entrent pas en concurrence avec la technique de reconstruction car cette technique s'adresse à des défects moindres.

Les cotyles impactés sans ciment : Judet [47] avec des cotyles hémisphériques et un double revêtement de plasma titane et d'hydroxyapatite retrouve 6% d'échecs à 18 mois. Callaghan [11] à 13 ans n'a aucune reprise. Gustilo [13] retrouve 13% d'échecs à 8 ans. Le problème des luxations sur ces cotyles ne remet pas en question la technique mais fait discuter l'utilisation de tête de plus gros diamètre avec d'autres couples de frottement. Des cotyles impactés associés à une greffe morcelée ont été rapportés avec de bons résultats. Etienne [25] rapporte 100% de bons résultats à 7 ans et 98% d'incorporation des greffons, mais les lésions étaient minimes.

Mégacotyles ou cotyles Jumbo : Berry [98], sur une série de 89 hanches, principalement des Paprosky 2 rapporte 4 échecs à 7,2 ans de recul. De même, la série de Silverton[87] de 129 hanches, n'a aucun descellement à 8,3 ans.

Les incertitudes :

Les cotyles spécifiques de reprise (plot, cupule oblongue) : ils ont très peu de recul et les séries sont peu nombreuses. Les cotyles sans ciment à cupule oblongue ont été étudiés par Prudhon [73] qui rapporte 20% d'échecs à 2 ans. La série de Desbonnet [21], avec un cotyle Integra, possède 2 migrations pour 70 cotyles, à 13 mois de recul.

7.5.2. Techniques de reconstruction avec greffe osseuse

7.5.2.1. Greffons structuraux

Les échecs :

Cupule mobile + greffe structurale : Mac Farland [58] a observé sur 36 prothèses à 16 mois : 4 démontages et 84% d'ascensions.

Cotyle scellé seul sur une allogreffe massive : les résultats initiaux sont bons mais se dégradent rapidement. Dans la série d'Harris [43], le taux d'échec a augmenté de façon exponentielle : 0% à 3,6 ans, 32% à 6 ans et 54% à 8 ans. Garbuz a réalisé des greffes massives avec cotyle cimenté supportant au moins 50% du cotyle. Il constate sur 33 hanches à 7 ans, 45% de descellements.

Cotyle non scellé + greffe structurale : Cette technique à un nombre d'échec encore plus important : 44% à 4 ans pour Hooten [41].

Les bons résultats :

Les greffons structuraux avec anneau de soutien et cotyle scellé ont de meilleurs résultats. Kerboull [52] a publié les meilleurs résultats avec 92,1% de succès à 13 ans, il s'agissait d'allogreffe monobloc et anneaux de Kerboull. Morand [61], sur la même technique rapporte 13% de descellements à 7 ans. A l'inverse, Massin [57] a 18% d'échecs à 8 ans en associant une allogreffe massive et un anneau de Müller. Il pense que les échecs sont liés à la résorption inéluctable de la greffe massive au-delà de 10 ans même si la consolidation est obtenue.

L'allogreffe monobloc :
Judet [70] a décrit une allogreffe monobloc de tête de banque encastrée dans la cavité. La tête de banque est fixée en impaction dans la cavité avec une fixation

minimale par vissage. La difficulté réside dans le fait d'encastrer les 2 cavités. Cette série de 140 reconstructions obtient 77% de succès à 12 ans.

7.5.2.2. Greffons spongieux

Les échecs :

Les greffons spongieux impactés morcelés associés à une cupule mobile : ils ont été un échec. Wilson [100] a réalisé 32 reprises avec allogreffe morcelée impactée chez 34 patients et retrouve 100% d'enfoncement à 12 mois. De même, Brien [10] avec la même technique décrit 61% d'échecs à 35 mois.

Les greffons spongieux impactés morcelés avec une cupule sans ciment : ils n'ont pas de résultats satisfaisants. Emerson [22] décrit 18 migrations sur 37 cas. Sauf si le défect est peu important, ce résultat s'approche alors des cupules impactées sans ciment sans greffe.

Les bons résultats :

Les greffons spongieux impactés morcelés sans armature ont eu de bons résultats, comme cela a été exposé plus haut avec 90% de survie à 11,8 ans (Tableau 5).

Les greffons spongieux impactés morcelés avec anneaux de Burch : Berry et Müller ont réalisé une série de reconstruction par Burch et allogreffe spongieuse morcelée et impactée. Ils ont 88% de survie à 5 ans.

Les greffons spongieux impactés morcelés avec anneaux de Kerboull : Kawanabee [50] a comparé des greffes morcelées et impactées à des greffes structurales. Les 2 groupes ayant une armature type croix de Kerboull. Il conclut à la supériorité de la greffe morcelée (survie 82% pour les greffes massives contre 53% à 8,7 ans pour les greffes morcelées). Cet échec est du à la structure peu rigide de la croix de Kerboull.

Les greffons spongieux impactés morcelés avec anneaux de Müller : notre série en comporte 5. Nous n'avons pas eu de mobilisation de matériel. Kempf [6]et Zehntner [101] concluent à l'échec de cette armature quand elle n'est pas appliquée sur un toit offrant un soutient osseux suffisant, situation rare dans ces descellements avec une grande perte de substance osseuse.

7.6.Synthèse

Devant ces possibilités, la discussion se fait, après avoir éliminé et traité une infection, à partir de l'évaluation de la perte osseuse, sur l'état du patient et l'objectif fonctionnel à terme. Cette évaluation est difficile et la décision finale se fera pendant l'intervention, d'où la nécessité de partir avec toutes les possibilités chirurgicales en salle.

Devant une perte osseuse minime (Sofcot 1), seuls les cotyles impactés sans ciment sont satisfaisants, en se rapprochant des conditions d'arthroplastie de première intention. Cette technique est possible quand les lésions sont peu importantes, d'où l'importance de la surveillance radiologique régulière et du dépistage précoce du descellement. Le problème à ce stade est de convaincre un patient d'accepter une reprise sur des arguments radiographiques souvent isolés.

Au stade de descellement plus important (Sofcot 2 à 4), nous restons fidèles au fait de tenter d'impacter un cotyle sans ciment si son calage est parfait. A défaut, la reconstruction est indiquée et entrent en compétition les greffons structuraux et les greffons morcelés impactés. Le choix entre les deux techniques est plutôt une question d'école. La mise en place de greffons massifs impose une armature. La mise en place d'armature associée aux greffons morcelés impactés, au vu de nos résultats, parait être une sécurité. Les cotyles spécifiques de reprise (cupule oblongue) n'ont pas assez de recul pour être recommandés.

Les destructions très importantes avec fracture du cotyle et lyse osseuse sont candidates à une greffe par bassin de banque.

8. CONCLUSION

La reprise des descellements cotyloïdiens de prothèse totale de hanche par greffons spongieux morcelés et impactés respecte le cahier des charges d'une bonne reprise. Cette technique permet de reconstituer le stock osseux, de rétablir une anatomie proche de la normale et d'améliorer, de surcroît, la qualité des reprises ultérieures.

Cette étude conforte notre choix parmi l'éventail des techniques de reprises disponibles. Il convient de privilégier la mise en place d'un cotyle sans ciment dès que cela est possible. Le choix entre la technique de reconstruction par greffons morcelés impactés et la technique de reconstruction par greffons structuraux est une question d'école. Mais nous préférons les avantages procurés par les greffons morcelés notamment sa bonne incorporation. Notre série confirme la bonne stabilité mécanique immédiate et la bonne incorporation des greffons spongieux.

Les échecs sont peu nombreux mais le recul est relativement faible. Le nombre d'échecs moindre avec une structure de renforcement telle que le bouclier de Burch-Schneider nous fait recommander ce type de reconstruction systématiquement. Par ailleurs, l'adjonction de ce bouclier n'augmente pas la morbidité péri-opératoire et permet l'appui précoce.

Nous recommandons et pratiquons dans le service la technique de greffons spongieux morcelés impactés avec armature de soutien dans les reprises de cotyle nécessitant une reconstruction osseuse. Un suivi a long terme de cette technique est néanmoins nécessaire.

9. ANNEXES

9.1.Annexe 1 : Classes de Charnley

A		Une seule hanche touchée
B	B1	Hanche controlatérale atteinte
	B2	Hanche controlatérale prothésée
C		Autre facteur affectant la mobilité (rachis, genoux..) ou maladie cardio-respiratoire

9.2. Annexe 2 : Score PMA

Score	Douleur	Mobilité			Marche, Stabilité
		Pas d'attitude vicieuse	Attitude vicieuse en :		
		Amplitude en flexion	Flexion, Rot. Ext.	Abd / Add, Rot Int	
6	Aucune	$\geq 90°$	Aucune	Aucune	Normale, Illimitée
5	Rare, légère	De 70 à 90°	Aucune	Aucune	Limitée, légère boiterie ou canne pour les longues distances
4	30 minutes à 1 heure	De 50 à 70°			Canne toujours pour sortir, légère instabilité
3	10 à 30 minutes	De 50 à 30°	Abaisser la note de 1 point	Abaisser la note de 2 points	Canne en permanence, instabilité
2	Avant 10 minutes	< 30°			Deux cannes
1	Immédiatement				Béquilles
0	Permanente				Impossible

(colonne verticale : Apparaissant à la marche au bout)

Le score total est l'addition de items : Douleur + Mobilité + Stabilité

Score= 18 : Excellent
Score = 17 : Très bon
Score = 15, 16 : Bon
Score = 13 à 14 : Passable
Score de 9 à 12 : Médiocre
Score inférieur à 9 : Mauvais

10. BIBLIOGRAPHIE

1. Statistiques PMSI, www.stats.atih.sante.fr.

2. **Aufranc, O. E.:** Constructive hip surgery with the vitallium mold; a report on 1,000 cases of arthroplasty of the hip over a fifteen-year period. *J Bone Joint Surg Am*, 39-A(2): 237-48; 1957.

3. **Barton, J. R.:** A new treatment of ankylosis. *North Am Med Surg*, April, 1827.

4. **Barton, J. R.:** On the treatment of ankylosis by the formation of artificial joints. *North Am Med Surg*, 3: 279-292, 1827.

5. **Bolder, S. B.; Schreurs, B. W.; Verdonschot, N.; van Unen, J. M.; Gardeniers, J. W.; and Slooff, T. J.:** Particle size of bone graft and method of impaction affect initial stability of cemented cups: human cadaveric and synthetic pelvic specimen studies. *Acta Orthop Scand*, 74(6): 652-7, 2003.

6. **Bonnomet, F.; Clavert, P.; Gicquel, P.; Lefebvre, Y.; and Kempf, J. F.:** Reconstruction by graft and reinforcement device in severe aseptic acetabular loosening: 10 years survivorship analysis. *Rev Chir Orthop Reparatrice Appar Mot*, 87(2): 135-46, 2001.

7. **Boutin, P.:** Total arthroplasty of the hip by fritted aluminum prosthesis. Experimental study and 1st clinical applications. *Rev Chir Orthop Reparatrice Appar Mot*, 58(3): 229-46, 1972.

8. **Boutin, P., and Blanquaert, D.:** A study of the mechanical properties of alumina-on-alumina total hip prosthesis. *Rev Chir Orthop Reparatrice Appar Mot*, 67(3): 279-87, 1981.

9. **Boutin, P.; Christel, P.; Dorlot, J. M.; Meunier, A.; de Roquancourt, A.; Blanquaert, D.; Herman, S.; Sedel, L.; and Witvoet, J.:** The use of dense alumina-alumina ceramic combination in total hip replacement. *J Biomed Mater Res*, 22(12): 1203-32, 1988.

10. **Brien, W. W.; Bruce, W. J.; Salvati, E. A.; Wilson, P. D., Jr.; and Pellicci, P. M.:** Acetabular reconstruction with a bipolar prosthesis and morseled bone grafts. *J Bone Joint Surg Am*, 72(8): 1230-5, 1990.

11. **Callaghan, J. J.; Katz, R. P.; and Johnston, R. C.:** One-stage revision surgery of the infected hip. A minimum 10-year followup study. *Clin Orthop Relat Res*, (369): 139-43, 1999.

12. **Campbell, D. G.; Garbuz, D. S.; Masri, B. A.; and Duncan, C. P.:** Reliability of acetabular bone defect classification systems in revision total hip arthroplasty. *J Arthroplasty*, 16(1): 83-6, 2001.

13. **Chareancholvanich, K.; Tanchuling, A.; Seki, T.; and Gustilo, R. B.:** Cementless acetabular revision for aseptic failure of cemented hip arthroplasty. *Clin Orthop Relat Res*, (361): 140-9, 1999.

14. **Charnley, J.:** Long-term results of low-friction arthroplasty. *Hip*: 42-9, 1982.

15. Charnley, J.: The long-term results of low-friction arthroplasty of the hip performed as a primary intervention. *J Bone Joint Surg Br,* 54(1): 61-76, 1972.

16. Charnley, J.: Numerical grading of clinical results. In *Low Friction Arthroplasty of the Hip,* pp. 20-4. Edited by Verlag, S., 20-4, Berlin, 1979.

17. Christiansen, T.: A new hip prosthesis with trunnion-bearing. *Acta Chir Scand,* 135(1): 43-6, 1969.

18. Comba, F.; Buttaro, M.; Pusso, R.; and Piccaluga, F.: Acetabular reconstruction with impacted bone allografts and cemented acetabular components: a 2- to 13-year follow-up study of 142 aseptic revisions. *J Bone Joint Surg Br,* 88(7): 865-9, 2006.

19. D'Antonio, J. A.; Capello, W. N.; Borden, L. S.; Bargar, W. L.; Bierbaum, B. F.; Boettcher, W. G.; Steinberg, M. E.; Stulberg, S. D.; and Wedge, J. H.: Classification and management of acetabular abnormalities in total hip arthroplasty. *Clin Orthop Relat Res,* (243): 126-37, 1989.

20. DeLee, J. G., and Charnley, J.: Radiological demarcation of cemented sockets in total hip replacement. *Clin Orthop Relat Res,* (121): 20-32, 1976.

21. Desbonnet, P.; Tricoire, J. L.; Connes, H.; Escare, P.; and Trouillas, J.: Le cotyle à plot Integra dans les reprises d'arthroplasties de hanche avec grande destruction osseuse. In *La reprise de prothèse totale de hanche,* pp. 379-402. Edited by medical, S., 379-402, Cahors, 2006.

22. Emerson, R. H., Jr.; Head, W. C.; Berklacich, F. M.; and Malinin, T. I.: Noncemented acetabular revision arthroplasty using allograft bone. *Clin Orthop Relat Res,* (249): 30-43, 1989.

23. Engh, C. A.; Glassman, A. H.; Griffin, W. L.; and Mayer, J. G.: Results of cementless revision for failed cemented total hip arthroplasty. *Clin Orthop Relat Res,* (235): 91-110, 1988.

24. Etienne, A.; Cupic, Z.; and Charnley, J.: Postoperative dislocation after Charnley low-friction arthroplasty. *Clin Orthop Relat Res,* (132): 19-23, 1978.

25. Etienne, G.; Bezwada, H. P.; Hungerford, D. S.; and Mont, M. A.: The incorporation of morselized bone grafts in cementless acetabular revisions. *Clin Orthop Relat Res,* (428): 241-6, 2004.

26. Fackler, C. D., and Poss, R.: Dislocation in total hip arthroplasties. *Clin Orthop,* 151: 169-78, 1980.

27. Gates, H. S., 3rd; McCollum, D. E.; Poletti, S. C.; and Nunley, J. A.: Bone-grafting in total hip arthroplasty for protrusio acetabuli. A follow-up note. *J Bone Joint Surg Am,* 72(2): 248-51, 1990.

28. Gluck, T.: Referat uber die durch das moderne chirurgische experiment gevonnenen positiven resultate, betreffend die naht und den ersatz von defecten höherer gewebe...langenbecks. *Arch Klin Chir,* 41: 187-239, 1891.

29. Gordon, S. L.; Binkert, B. L.; Rashkoff, E. S.; Britt, A. R.; Esser, P. D.; and Stinchfield, F. E.: Assessment of bone grafts used for acetabular augmentation in total hip arthroplasty. A study using roentgenograms and bone scintigraphy. *Clin Orthop Relat Res,* (201): 18-25, 1985.

30. **Grauer, J. D.; Amstutz, H. C.; O'Carroll, P. F.; and Dorey, F. J.:** Resection arthroplasty of the hip. *J Bone Joint Surg Am,* 71(5): 669-78, 1989.

31. **Gross, A. E.; Allan, D. G.; Catre, M.; Garbuz, D. S.; and Stockley, I.:** Bone grafts in hip replacement surgery. The pelvic side. *Orthop Clin North Am,* 24(4): 679-95, 1993.

32. **Gruen, T. A.; McNeice, G. M.; and Amstutz, H. C.:** "Modes of failure" of cemented stem-type femoral components: a radiographic analysis of loosening. *Clin Orthop Relat Res,* (141): 17-27, 1979.

33. **Haddad, F. S.; Shergill, N.; and Muirhead-Allwood, S. K.:** Acetabular reconstruction with morcellized allograft and ring support: a medium-term review. *J Arthroplasty,* 14(7): 788-95, 1999.

34. **Heekin, R. D.; Engh, C. A.; and Vinh, T.:** Morselized allograft in acetabular reconstruction. A postmortem retrieval analysis. *Clin Orthop Relat Res,* (319): 184-90, 1995.

35. **Hernigou, P.:** [Judet's acrylic prosthesis 42 years following implantation]. *Rev Chir Orthop Reparatrice Appar Mot,* 81(3): 264-6, 1995.

36. **Hernigou, P.; Delepine, G.; Goutallier, D.; and Julieron, A.:** Massive allografts sterilised by irradiation. *J Bone Joint Surg Br,* 75: 904-904, 1993.

37. **Hernigou, P.; Poignard, A.; and Manicom, O.:** Histoire de la prothèse totale de hanche. In *Prothèse totale de hanche : les choix* Edited by Elsevier, Masson, 2005.

38. **Hettfleisch, J., and Wissenbach, R.:** Forty-year survival of a Judet hip prosthesis: a case report. *J Bone Joint Surg Br,* 76(4): 671-2, 1994.

39. **Hirst, P.; Esser, M.; Murphy, J. C.; and Hardinge, K.:** Bone grafting for protrusio acetabuli during total hip replacement. A review of the Wrightington method in 61 hips. *J Bone Joint Surg Br,* 69(2): 229-33, 1987.

40. **Hodgkinson, J. P.; Shelley, P.; and Wroblewski, B. M.:** The correlation between the roentgenographic appearance and operative findings at the bone-cement junction of the socket in Charnley low friction arthroplasties. *Clin Orthop Relat Res,* (228): 105-9, 1988.

41. **Hooten, J. P., Jr.; Engh, C. A., Jr.; and Engh, C. A.:** Failure of structural acetabular allografts in cementless revision hip arthroplasty. *J Bone Joint Surg Br,* 76(3): 419-22, 1994.

42. **Hunter, G. A.; Welsh, R. P.; Cameron, H. U.; and Bailey, W. H.:** The results of revision of total hip arthroplasty. *J Bone Joint Surg Br,* 61-B(4): 419-21, 1979.

43. **Jasty, M., and Harris, W. H.:** Salvage total hip reconstruction in patients with major acetabular bone deficiency using structural femoral head allografts. *J Bone Joint Surg Br,* 72(1): 63-7, 1990.

44. **Judet, J., and Judet, R.:** The use of an artificial femoral head for arthroplasty of the hip joint. *J Bone Joint Surg Br,* 32-B(2): 166-73, 1950.

45. **Judet, R., and Judet, J.:** Technique and results with the acrylic femoral head prosthesis. *J Bone Joint Surg Br,* 34-B(2): 173-80, 1952.

46. **Judet, T.; De Thomasson, E.; Arnault, O.; Carreau, C.; and Boury, G.**: Stabilité des allogreffes monobloc non armées dans la chirurgie prothétique de reprise. A propos d'une série de 82 reconstructions cotyloïdiennes à 7 ans de recul. . *Rev Chir Orthop, 79* suppl 1: 131, 1993.

47. **Judet, T.; Piriou, P.; and Gad, I.**: Reprise cotyloïdienne par cotyle press-fit sans ciment à double revètement. In *La reprise de prothèse totale de hanche*, pp. 363-369. Edited by medical, S., 363-369, Cahors, 2006.

48. **Kamangu, M., and Burette, J. L.**: [Fifty-year survival of a Judet acrylic prosthesis]. *Acta Orthop Belg, 68*(4): 408-11, 2002.

49. **Kavanagh, B. F.; Ilstrup, D. M.; and Fitzgerald, R. H., Jr.**: Revision total hip arthroplasty. *J Bone Joint Surg Am, 67*(4): 517-26, 1985.

50. **Kawanabe, K.; Akiyama, H.; Onishi, E.; and Nakamura, T.**: Revision total hip replacement using the Kerboull acetabular reinforcement device with morsellised or bulk graft: RESULTS AT A MEAN FOLLOW-UP OF 8.7 YEARS. *Journal of Bone & Joint Surgery, British Volume, 89*(1): 26, 2007.

51. **Kelley, S. S.**: High hip center in revision arthroplasty. *J Arthroplasty, 9*(5): 503-10, 1994.

52. **Kerboull, M., and Hamadouche, M.**: The Kerboull Acetabular Reinforcement Device in Major Acetabular Reconstructions. *Clinical Orthopaedics & Related Research, 378*: 155-168, 2000.

53. **Lazennec, J. Y.; Mariambourg, G.; Roy-Camille, R.; Guerin-Surville, H.; Saillant, G.; and Benazet, J. P.**: Étude comparative biomécanique, clinique et radiologique des allogreffes des têtes fémorales traitées par congélation simple ou par irradiation. *Rev Chir Orthop, 77*, Suppl I: 150, 1991.

54. **Lie, S. A.; Havelin, L. I.; Furnes, O. N.; Engesaeter, L. B.; and Vollset, S. E.**: Failure rates for 4762 revision total hip arthroplasties in the Norwegian Arthroplasty Register. *J Bone Joint Surg Br, 86*(4): 504-9, 2004.

55. **Lietman, S. A.; Tomford, W. W.; Gebhardt, M. C.; Springfield, D. S.; and Mankin, H. J.**: Complications of irradiated allografts in orthopaedic tumor surgery. *Clinical Orthopaedics and Related Research, 375*: 214–217, 2000.

56. **Mahomed, N. N. et al.**: Rates and Outcomes of Primary and Revision Total Hip Replacement in the United States Medicare Population. In *The Journal of Bone and Joint Surgery*, pp. 27-32. Edited, 27-32, JBJS, 2003.

57. **Massin, P.; Tanaka, C.; Huten, D.; and Duparc, J.**: Traitement des descellements acétabulaires aseptiques par reconstruction associant greffe osseuse et anneau de Müller. *Rev Chir Orthop, 84*: 51-60, 1998.

58. **McFarland, E. G.; Lewallen, D. G.; and Cabanela, M. E.**: Use of bipolar endoprosthesis and bone grafting for acetabular reconstruction. *Clin Orthop Relat Res,* (268): 128-39, 1991.

59. **Merle D'Aubigné, R.**: Numerical evaluation of hip function. *Rev Chir Orthop Reparatrice Appar Mot, 56*(5): 481-6, 1970.

60.   Mitchell, E. J.; Stawarz, A. M.; Kayacan, R.; and Rimnac, C. M.: The Effect of Gamma Radiation Sterilization on the Fatigue Crack Propagation Resistance of Human Cortical Bone. *The Journal of Bone and Joint Surgery*, 86(12): 2648-2657, 2004.

61.   Morand, F.; Clarac, J. P.; Gayet, L. E.; and Pries, P.: Acetabular reconstruction using bone allograft in the revision of total hip prosthesis. *Rev Chir Orthop Reparatrice Appar Mot*, 84(2): 154-61, 1998.

62.   Morsi, E.; Garbuz, D.; and Gross, A. E.: Revision total hip arthroplasty with shelf bulk allografts. A long-term follow-up study. *J Arthroplasty*, 11(1): 86-90, 1996.

63.   Nieder, E.; Elson, R. A.; Engelbrecht, E.; Kasselt, M. R.; Keller, A.; and Steinbrink, K.: The saddle prosthesis for salvage of the destroyed acetabulum. *J Bone Joint Surg Br*, 72(6): 1014-22, 1990.

64.   Oakeshott, R. D.; Morgan, D. A. F.; Zukor, D. J.; Rudan, J. F.; Brooks, P. J.; and Gross, A. E.: Revision total hip arthroplasty with osseous allograft reconstruction. A clinical and roentgenographic analysis. *Clin. Orthop.*, 225: 37-61, 1987

65.   Olivier, H., and Sanouiller, J. L.: Acetabular reconstructions using spongious grafts in reoperation of total hip arthroplasties. *Rev Chir Orthop Reparatrice Appar Mot*, 77(4): 232-40, 1991.

66.   Paprosky, W. G.; Bradford, M. S.; and Younger, T. I.: Acetabular reconstruction with massive allograft and cementless prosthesis. *Chir Organi Mov*, 79(4): 379-86, 1994.

67.   Paprosky, W. G., and Magnus, R. E.: Principles of bone grafting in revision total hip arthroplasty. Acetabular technique. *Clin Orthop Relat Res*, (298): 147-55, 1994.

68.   Pean, J. E.: Des moyens prosthétiques destinés à obtenir la réparation des parties osseuses. *Gaz de Hôp Paris*, 67: 291-302, 1894.

69.   Pidhorz, L.: Mécanismes des descellements aseptiques au cours des prothèses totales cimentées de la hanche. In *Cahier d'enseignement de la Sofcot n°45*, pp. 31-46. Edited by Elsevier, 31-46, Masson, 1993.

70.   Piriou, P.; Norton, M.; Marmorat, J. L.; and Judet, T.: Acetabular reconstruction in revision hip surgery using femoral head block allograft. *Orthopedics*, 28(12): 1437-44, 2005.

71.   Piriou, P.; Sagnet, F.; Norton, M. R.; de Loubresse, C. G.; and Judet, T.: Acetabular component revision with frozen massive structural pelvic allograft: average 5-year follow-up. *J Arthroplasty*, 18(5): 562-9, 2003.

72.   Postel, M.: Replacement of prostheses of the hip. *Orthopade*, 18(5): 382-7, 1989.

73.   Prudhon, J. L.: Cotyle à bosse : principes techniques et résultats. In *La reprise de prothèse totale de hanche*, pp. 371-378. Edited by medical, S., 371-378, Cahors, 2006.

74.   Raut, V. V.; Siney, P. D.; and Wroblewski, B. M.: Cemented revision Charnley low-friction arthroplasty in patients with rheumatoid arthritis. *J Bone Joint Surg Br*, 76(6): 909-11, 1994.

75.   Rosson, J., and Schatzker, J.: The use of reinforcement rings to reconstruct deficient acetabula. *J Bone Joint Surg Br*, 74B: 716-20, 1992.

76.   Rouvière, H.: Atlas d'anatomie humaine 10 éme édition, Tome 3. Edited by Masson, p. 254, Paris, 1970.

77.   Rushton, N.; Hart, G. M.; and Arden, G. P.: The Judet prosthesis: a long term follow-up of three cases and a review of the literature. *Injury*, 11(1): 49-51, 1979.

78.   Samuelson, K. M.; Freeman, M. A.; Levack, B.; Rassmussen, G. L.; and Revell, P. A.: Homograft bone in revision acetabular arthroplasty. A clinical and radiographic study. *J Bone Joint Surg Br*, 70(3): 367-72, 1988.

79.   Schatzker, J., and Wong, M. K.: Acetabular revision. The role of rings and cages. *Clin Orthop Relat Res*, (369): 187-97, 1999.

80.   Schimmel, J. W.; Buma, P.; Versleyen, D.; Huiskes, R.; and Slooff, T. J.: Acetabular reconstruction with impacted morselized cancellous allografts in cemented hip arthroplasty: a histological and biomechanical study on the goat. *J Arthroplasty*, 13(4): 438-48, 1998.

81.   Schmalzried, T. P. et al.: The John Charnley Award. Wear is a function of use, not time. *Clin Orthop Relat Res*, (381): 36-46, 2000.

82.   Schreurs, B. W.; Bolder, S. B.; Gardeniers, J. W.; Verdonschot, N.; Slooff, T. J.; and Veth, R. P.: Acetabular revision with impacted morsellised cancellous bone grafting and a cemented cup. A 15- to 20-year follow-up. *J Bone Joint Surg Br*, 86(4): 492-7, 2004.

83.   Schreurs, B. W.; Busch, V. J.; Welten, M. L.; Verdonschot, N.; Slooff, T. J.; and Gardeniers, J. W.: Acetabular reconstruction with impaction bone-grafting and a cemented cup in patients younger than fifty years old. *J Bone Joint Surg Am*, 86-A(11): 2385-92, 2004.

84.   Schreurs, B. W.; Gardeniers, J. W.; and Slooff, T. J.: Acetabular reconstruction with bone impaction grafting: 20 years of experience. *Instr Course Lect*, 50: 221-8, 2001.

85.   Schreurs, B. W.; Kats, J.; Buma, P.; and Gardeniers, J. W.: Histology of the bone-implant interface 45 years after bilateral implantation of a Judet acrylic hip prosthesis: a case report. *Acta Orthop Belg*, 67(4): 403-6, 2001.

86.   Schreurs, B. W.; Thien, T. M.; de Waal Malefijt, M. C.; Buma, P.; Veth, R. P.; and Slooff, T. J.: Acetabular revision with impacted morselized cancellous bone graft and a cemented cup in patients with rheumatoid arthritis: three to fourteen-year follow-up. *J Bone Joint Surg Am*, 85-A(4): 647-52, 2003.

87.   Silverton, C. D.; Rosenberg, A. G.; Sheinkop, M. B.; Kull, L. R.; and Galante, J. O.: Revision of the acetabular component without cement after total hip arthroplasty. A follow-up note regarding results at seven to eleven years. *J Bone Joint Surg Am*, 78(9): 1366-70, 1996.

88.   Slooff, T. J.; Buma, P.; Schreurs, B. W.; Schimmel, J. W.; Huiskes, R.; and Gardeniers, J.: Acetabular and femoral reconstruction with impacted graft and cement. *Clin Orthop Relat Res*, (324): 108-15, 1996.

89.   Smith-Petersen, M. N.: Arthroplasty of the hip : a new method. *J Bone Joint Surg Am*, 21: 269-288, 1939.

90. **Smith-Petersen, M. N.**: The classic: Evolution of mould arthroplasty of the hip joint by M. N. Smith-Petersen, J. Bone Joint Surg. 30B:L:59, 1948. *Clin Orthop Relat Res,* (134): 5-11, 1978.

91. **Stauffer, R. N.**: Ten-year follow-up study of total hip replacement. *J Bone Joint Surg Am,* 64(7): 983-90, 1982.

92. **Sutherland, C. J.; Wilde, A. H.; Borden, L. S.; and Marks, K. E.**: A ten-year follow-up of one hundred consecutive Muller curved-stem total hip-replacement arthroplasties. *J Bone Joint Surg Am,* 64(7): 970-82, 1982.

93. **Tatari, H.; Alici, E.; and Havitcioglu, H.**: Forty-two year survival with bilateral Judet hip prostheses. *Arch Orthop Trauma Surg,* 121(1-2): 112-3, 2001.

94. **Tennent, T. D., and Eastwood, D. M.**: Survival of the Judet hip prosthesis. *J R Soc Med,* 91(7): 385-6, 1998.

95. **Thomazeau, H., and Colmar, M.**: Recontruction acétabulaire dans les révisions de prothèses totales de hanche pour descellement. *Ann Orthop Ouest* (37): 221-62, 2005.

96. **Van der Donk, S.; Buma, P.; Slooff, T. J.; Gardeniers, J. W.; and Schreurs, B. W.**: Incorporation of morselized bone grafts: a study of 24 acetabular biopsy specimens. *Clin Orthop Relat Res,* (396): 131-41, 2002.

97. **Vives, P., and Delestang, M.**: Descellement aseptique des prothèses totales de hanche repris par prothèse cimentée. Symposium SOFCOT. *Rev Chir Orthop,* 75(Suppl 1): 23-60, 1989.

98. **Whaley, A. L.; Berry, D. J.; and Harmsen, W. S.**: Extra-large uncemented hemispherical acetabular components for revision total hip arthroplasty. *J Bone Joint Surg Am,* 83-A(9): 1352-7, 2001.

99. **Willert, H. G.; Ludwig, J.; and Semlitsch, M.**: Reaction of bone to methacrylate after hip arthroplasty: a long-term gross, light microscopic, and scanning electron microscopic study. *J Bone Joint Surg Am,* 56(7): 1368-82, 1974.

100. **Wilson, M. G.; Nikpoor, N.; Aliabadi, P.; Poss, R.; and Weissman, B. N.**: The fate of acetabular allografts after bipolar revision arthroplasty of the hip. A radiographic review. *J Bone Joint Surg Am,* 71(10): 1469-79, 1989.

101. **Zehntner, M. K., and Ganz, R.**: Midterm results (5.5-10 years) of acetabular allograft reconstruction with the acetabular reinforcement ring during total hip revision. *J Arthroplasty,* 9(5): 469-79, 199.

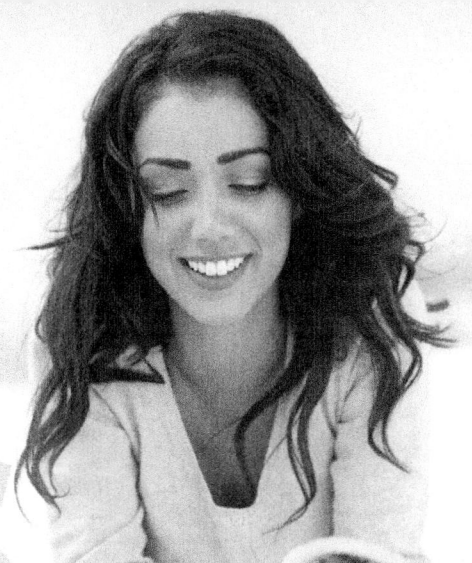
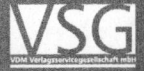

Printed in Great Britain
by Amazon

46225297R00058